Gekrönte Preisschrift.

DIE EXPERIMENTELLE

DIPHTHERIE.

VON

DR. MED. OTTO HEUBNER,
A. O. PROFESSOR DER MEDICIN AN DER UNIVERSITÄT LEIPZIG.

MIT EINER TAFEL IN FARBENDRUCK.

GEKRÖNTE PREISSCHRIFT.

LEIPZIG,
VERLAG VON VEIT & COMP.
1883.

DIE EXPERIMENTELLE

DIPHTHERIE.

VON

DR. MED. OTTO HEUBNER,

A. O. PROFESSOR DER MEDICIN AN DER UNIVERSITÄT LEIPZIG.

MIT EINER TAFEL IN FARBENDRUCK.

GEKRÖNTE PREISSCHRIFT.

LEIPZIG,

VERLAG VON VEIT & COMP.

1883.

Druck von **Metzger & Wittig** in Leipzig.

VORWORT.

Der Arbeit, welche ich in den folgenden Blättern dem ärztlichen Publikum übergebe, ist die hohe Ehre zu Theil geworden, mit dem von Ihrer Majestät der Kaiserin-Königin Augusta für die beste Arbeit über Diphtherie gestifteten Preise ausgezeichnet zu werden. Niemand ist tiefer, als der Verfasser selbst, von dem Bewusstsein durchdrungen, dass er weit hinter dem von der erhabenen Stifterin ursprünglich gesteckten Ziele, der Auffindung eines Heilmittels gegen die Diphtherie, zurückgeblieben ist. Aber es ist der Weg nach diesem Ziele, auf welchem die folgenden Untersuchungen entstanden sind. Erschüttert von manch' erfolglosem Kampf gegen die furchtbare das Kindesalter verheerende Krankheit, frug ich mich, ob die geläufigen Anschauungen über dieselbe, auf welche unsere jetzt übliche Therapie sich stützt, die richtigen seien und stiess auf erhebliche Zweifel. Dies bewog mich, durch den Versuch ein tieferes Eindringen in das Wesen der Diphtherie anzustreben. Wenige Schritte sind es und von geringem Ausmaass, die auf solcher Bahn von dem Einzelnen gethan werden können. Dem Urtheil des Lesers muss es überlassen bleiben, ob dieselben doch vielleicht etwas weiter in die Höhe geführt und den Ausblick erweitert haben.

Es sind lediglich die Resultate meiner experimentellen Untersuchungen, welche ich hier vorlege. Meine theils auf Grund der Versuche, theils auf Grund des weiteren hierdurch angeregten klinischen Nachdenkens über die Krankheit erworbenen individuellen Ansichten über die Natur und Behandlung der menschlichen Diphtherie habe ich, da sie einer gleich stringenten Beweisführung, wie die Versuchsresultate, noch nicht zugänglich sind, an dieser Stelle nicht auseinandergesetzt. Ich habe sie in nuce in den Verhandlungen des zweiten medicinischen Congresses in Wiesbaden ausgesprochen, und verweise denjenigen, der sich dafür interessiren sollte, auf die demnächst im Druck erscheinenden Protokolle dieses Congresses.

Leipzig, 11. Mai 1883.

Der Verfasser.

Ehe man versucht, durch künstlich gesetzte Bedingungen am Thiere eine Erkrankung hervorzurufen, die eine Aufklärung über analoge Vorgänge beim Menschen zu geben geeignet sein könnte, gilt es vor Allem, über die Begriffsbestimmung der menschlichen Krankheit möglichst ins Klare zu kommen. Diese Nothwendigkeit liegt ganz besonders vor gegenüber einer Bezeichnung, der im Verlauf der Jahrzehnte eine so vielseitige und schwankende Bedeutung von den einzelnen Autoren beigelegt worden ist, wie derjenigen der Diphtheritis oder Diphtherie.

Diese Benennung, welche seit Bretonneau einer bestimmten akuten Allgemeinerkrankung von allen Aerzten gegeben wird, ist zunächst nicht dadurch entstanden, dass man das Wesen der Krankheit, welches eben durch eine Betheiligung des Gesammtorganismus, durch einen fieberhaften Zustand, ein Mitergriffensein des Herzens, der Nieren, der Milz, des Nervensystems gekennzeichnet war, schildern wollte, sondern dadurch, dass ein eigenthümlicher Lokalprocess, die Bildung von fibrinähnlichen Häuten auf Schleimhaut- und Granulationsflächen vor Allem in die Augen fiel, deren Auftreten an gewissen Oertlichkeiten allerdings allein schon auf mechanischem Wege dem Leben der Kranken ein Ziel zu setzen im Stande war.

Als man nun aber auf einzelne Krankheitsfälle stiess, bei denen diese Hautbildung unter Umständen wenig ausgesprochen war und jedenfalls an sich keine lebensgefährliche Bedeutung beanspruchen konnte, vielmehr Alles darauf hinwies, dass eine schwere Infection des Gesammtmenschen, eine „Blutvergiftung“ vorlag, als namentlich eine Reihe von Versuchen zu beweisen schien, dass durch

Ueberimpfen gewisser Materien vom kranken Menschen auf Thiere letztere in ähnlicher Weise krank gemacht werden könnten — da verschob sich die Bedeutung des Namens Diphtherie allmählich und begann immer mehr, bei einzelnen Schriftstellern sogar ausschliesslich, durch die Vorstellung der bei der BRÉTONNEAU'schen Krankheit freilich auch immer vorhandenen Allgemeininfection bestimmt zu werden. Und wenn man schliesslich z. B. von „Cornealdiphtherie" sprach, war die Erinnerung an die BRÉTONNEAU'sche Haut bereits vollständig aus dem Sinne der Benennung verschwunden.

Nun leuchtet aber ein, dass beide Momente, sowohl die Krankheit des Gesammtorganismus, wie die lokale Hautbildung, als wesentliche Factoren in den Begriff unserer Krankheit eingehen, und dass die Aufgabe, eine analoge Erkrankung des Thieres herzustellen, nicht als gelöst betrachtet werden kann, wenn bei der künstlich erzeugten Thierkrankheit nur eine Allgemeininfection und höchstens ausnahmsweise eine Hautbildung zu Stande kommt, welch' letztere bei der menschlichen Erkrankung nur ganz ausnahmsweise fehlt.

Aber Angesichts der Aufgabe, über die Ursachen der Diphtherie nachzuforschen, muss in der Gliederung des Begriffes noch einen Schritt weiter gegangen werden. Ist auch die BRÉTONNEAU'sche Krankheit — wenigstens nach der Ansicht der Mehrzahl der jetzigen Aerzte — eine specifische, immer durch dasselbe Gift hervorgerufene Affection, so ist doch weiter zu berücksichtigen, dass die BRÉTONNEAU'sche Diphthera, d. h. die Bildung fibrinöser Exsudationen auf und in Schleimhäuten nicht nur der BRÉTONNEAU'schen Krankheit zukommt. Wir finden dieselbe vielmehr bei einer ganzen Zahl von Erkrankungen, die nach klinischen und aetiologischen Erwägungen mit der genuinen Diphtherie nichts gemein haben. Vor Allem bietet die schwere Dysenterie einen Befund im Dickdarm, der anatomisch die exquisiteste Diphtherie darstellt, sodann finden wir echte Schleimhautdiphtherie des Rachens beim Scharlach, finden fibrinöse Exsudationen auf verschiedenen Schleimhäuten bei den Pocken, Masern, im typhoiden Stadium der Cholera, beim Abdominaltyphus, finden ebenso wie bei der echten Diphtherie fibrinöse Exsudate auf Granulationsflächen, auf der Blasenschleimhaut bei gewissen Cystiten, sogar auf der Gallenblasenschleimhaut etc.

Aus diesen pathologisch-anatomischen Thatsachen lässt sich schon der Schluss ziehen, dass die Hautbildung nicht als etwas der genuinen Diphtherie Eigenthümliches, Specifisches angesehen werden kann, sondern dass ihrem Gifte nur in gleicher Weise, wie verschiedenen anderen Giften und Schädlichkeiten, unter Anderem die Eigenschaft innewohnt, die eigenthümliche Schleimhauterkrankung hervorzurufen. Und schon hieraus wieder lässt sich mit grosser Wahrscheinlichkeit vermuthen, dass die unmittelbaren Ursachen der diphtherischen Schleimhauterkrankung überall dieselben sind, dass aber sehr verschiedene Schädlichkeiten im Stande sein werden, diese unmittelbaren Ursachen — vielleicht auf sehr differenten mittelbaren Wegen — in Wirksamkeit treten zu lassen.

So ergiebt sich denn, dass die Aufgabe, den Ursachen der „Diphtheritis" experimentell nachzuforschen, nothwendiger Weise in zwei Hälften zu zerfallen hat, deren eine den Bedingungen der Entstehung der diphtherischen Haut, deren andere den Bedingungen der diphtherischen Allgemeininfection, also dem diphtherischen Gifte, resp. dessen Beziehungen zur lokalen Hautbildung gewidmet sein muss. Dieser Weg ist in den nachfolgenden Untersuchungen eingeschlagen worden.

I. Die experimentelle Erzeugung der diphtherischen Schleimhautaffection.

Bekanntlich ist schon mehrfach der Versuch, die der Diphtherie eigenthümliche anatomische Alteration künstlich hervorzurufen, unternommen worden. Nach dem Vorgange von Treitz haben Oertel und ganz besonders Weigert[1] sich in eingehender

[1] Virchow's Archiv. Bd. 70 u. 72.

und sorgfältiger Weise mit der Untersuchung der crupösen Exsudation, welche nach Application von Aetzmitteln in der Kaninchentrachea entsteht, beschäftigt und dargethan, dass es sich bei diesem artificiellen Trachealcrup in der That um einen Befund handelt, der anatomisch und chemisch mit den Exsudationen auf der Schleimhautoberfläche bei Diphtherie identisch ist. Nachdem dies festgestellt war, konnte WEIGERT an das Studium der Vorgänge, die sich bei der Entstehung der künstlichen Crupmembran abspielen, selbst gehen, und es gelang ihm, die directe Genese der Diphthera, der auflagernden Fibrinhaut, zu erklären, und den Begriff des Absterbens unter Gerinnung, der Coagulationsnekrose, zu schaffen.

War hiermit zweifellos schon ein bedeutender Schritt vorwärts gethan, so konnte man sich doch nicht verhehlen, dass, wenn auch das erzeugte Produkt am Thier und Menschen identisch war, doch die Methode der künstlichen Erzeugung dieser Haut einen Charakter trug, der in analoger Weise bei der menschlichen Pathologie keine Rolle spielt. Denn abgesehen von den zufälligen Aetzungen oder Verbrennungen der Schleimhautepithelien, bei denen allerdings auch beim Menschen crupöse Membranen entstehen können, handelt es sich doch bei der Bildung beliebiger Crupauflagerungen auf menschlichen Schleimhäuten niemals um Schädlichkeiten, die mit der Einwirkung ätzender, das Epithel zerstörender Gifte verglichen werden können; und die Vermuthung dass etwa Bacterien analoge Einflüsse auf das Epithel auszuüben vermögen, bleibt vor der Hand eben eine Hypothese.

Somit bleibt auch nach WEIGERT's schöner Arbeit noch immer das Bedürfniss, mit einer gewissermaassen mehr physiologischen Methode, von welcher man sich vorstellen könnte, dass auch der menschliche Organismus sich ihrer bedienen könnte, den anatomischen Vorgang der Diphtherie in der Schleimhaut des Thieres zu erzeugen.

Es gelang mir dies auf Grund folgender Ueberlegung.

COHNHEIM[1] hatte auf die zeitweise Absperrung des Blutstroms in gewissen Geweben, z. B. des Kaninchenohres, der Niere, des Hodens, eine Reihe schwerer entzündlicher Vorgänge folgen sehen, welche unter bedeutender Anschwellung, Infarcirung des Gewebes, schliesslich zur Nekrose führten. Im Anschluss daran unternahm LITTEN[2] das weitere Studium der Wirkungen, welche eine vorübergehende ($^1/_2$—4 Stunden währende) Unterbrechung des arteriellen Blutstromes auf das Nierengewebe ausübt, und kam dabei unter Anderem zu dem Resultat, dass sich nach einem solchen Eingriff in die Circulation der Niere an den Epithelien derselben jene eigenthümliche Form des Absterbens ereigne, die von COHNHEIM und WEIGERT mit dem Namen der Coagulationsnekrose bezeichnet worden war.

Gelang eine solche Einwirkung in die Ferne von der Nierenarterie aus auf die Nierenepithelien, so war zu vermuthen, dass der pathologische Vorgang, dem wir den Namen der Schleimhautdiphtherie beilegen, und der ja eben eine solche Coagulationsnekrose des Schleimhautepithels, resp. des Schleimhautgewebes, darstellt, durch eine analoge Bedingung an der Schleimhaut hervorzurufen sein müsste, wie sie den eigenthümlichen von COHNHEIM und LITTEN beschriebenen Entzündungen des Nieren-, des Hodengewebes etc. vorausgegangen war.

Und dieser Voraussetzung entsprach in der That der Erfolg, nachdem einmal das passende Versuchsobject gefunden war.

Denn zuvörderst galt es, einen Schleimhautbezirk ausfindig zu machen, wo die Methode anwendbar war; wo es möglich war, die Schleimhaut auf eine willkürlich zu wählende Zeit, aber nur vorübergehend, völlig ausser Circulation zu setzen. An die Rachenschleimhaut war nicht zu denken; die Uvula, an der Basis umschnürt, wäre vortrefflich hierzu tauglich gewesen, allein weder Hunde noch Kaninchen sind im Besitze dieses Organs. Einige Versuche, am dritten Tarsalknorpel des Kaninchens angestellt, ergaben, wahrscheinlich wegen nicht

---

[1] Untersuchungen über die embolischen Processe. Berlin 1872. S. 28 flg.

[2] Zeitschrift für klin. Medicin Bd. 1. Heft 1. S. 131, speciell 161 flg.

genügend vollkommener Absperrung der Circulation, ebenfalls keine klaren Resultate.

Da griff ich auf den Rath des Herrn Prof. COHNHEIM, dem ich hierfür zu grossem Danke verpflichtet bin, zur Harnblase des Kaninchens.

Dieses Organ erwies sich für unseren Zweck vollkommen geeignet. Der Blasenfundus des Kaninchens wird von je einer an den beiden Seitenwänden der Blase vom Blasenhals aus aufsteigenden Arterie[1] mit Blut versehen und letzteres durch den Arterien gleichlaufende Venen wieder in der Richtung nach dem Blasenhals zu abgeführt. Umschnürt man nun die Blase des lebenden Thieres fest in der Art, dass die Massenligatur in der Nähe des Blasenhalses, womöglich oberhalb der Einmündungsstelle der Ureteren, das gesammte Organ umgreift, so wird im Augenblicke, wo der Faden zugeschnürt wird, die Circulation im Blasenfundus vollkommen sistiren. Denn das Organ, welches mit glatter Serosa frei in die Bauchhöhle hineinragt, bezieht (darin unterscheidet sich die Sache schon etwas von dem Verhalten, welches z. B. die Niere darbietet) auf keinem collateralen Wege irgend welche Blutzufuhren, es entsteht also bei obigem Verfahren momentan eine brüske Blutstockung. Löst man nach einiger Zeit die Massenligatur, so stellt sich die Circulation in den nicht thrombosirten Gefässen alsbald wieder her.

Wir haben es bei diesem Verfahren nicht mit einer sogenannten arteriellen Anämie oder Ischämie zu thun. Denn durch die Massenligatur wird der Blutstrom in der Vene ebenso wie in der Arterie unterbrochen, es handelt sich also um einen plötzlichen Stillstand der ganzen in dem unterbundenen Organ zur Zeit der Ligatur befindlichen Blutsäule, und es ist der Versuch vielmehr den von COHNHEIM[2] angestellten analog, als den LITTEN'schen. Auch eine Betheiligung nervöser Organe an dem, was nach Lösung der Ligatur sich ereignet, kann ebenso wie bei den

---

[1] Arteria vericalis superior. KRAUSE, Anatomie des Kaninchens.

[2] Untersuchungen über die embolischen Processe. S. 28 flg.

COHNHEIM'schen Versuchen, nicht wohl ausgeschlossen werden. Welche Rolle diesen zugemessen werden kann, hat der letzte Forscher bereits in seiner klaren und scharfsinnigen Weise erörtert.[1]

Es kann dieser Umstand einer gewissen Complication der Versuchsbedingungen zunächst ganz gleichgültig lassen, da es vor Allem auf die näheren, nicht auf die entfernteren Bedingungen der eventuell zu erzielenden Schleimhautaffection ankam. Jedenfalls war, wenn es gelang, auf diese Weise die anatomische Veränderung der Diphtherie hervorzurufen, jetzt eine Methode gefunden, welche die krankzumachende Partie an sich völlig unberührt liess und nur functionelle Störungen in derselben setzte — von der Art wie sie im menschlichen Organismus sich wohl ähnlich ereignen können. — Dass dies aber wirklich in überraschender Weise gelang, wird das Folgende lehren.

Die Technik des Verfahrens ist einfach und compendiös; der Eingriff muss natürlich vollständig aseptisch gestaltet werden.

Dem auf den Rücken aufgebundenen Kaninchen wird dicht oberhalb der Symphyse in der Linea alba durch einen etwa 3—4 Centimeter langen Schnitt die Bauchhöhle geöffnet. Die Ausdehnung desselben muss gerade so gross sein um das Hervortreten der meist gefüllten Harnblase zu gestatten; aber auch nicht grösser, um den Vorfall von Darm- oder Uterusschlingen zu verhüten.

Der vorgefallene oder vorsichtig vorgezogene Blasenfundus wird unter fortwährender Berieselung mit 1—2%igem Carbolwasser rasch unterbunden und in die Bauchhöhle zurückgebracht. Alles ist in wenigen Minuten beendet. Hierauf wird sogleich die Muskelwunde durch mehrere Näthe geschlossen, das eine Ende des Unterbindungsfadens wird nicht kurz abgeschnitten, sondern ragt zwischen den Näthen nach aussen, um an denselben beim zweiten Akt des Experiments nur die Unterbindungsstelle vorzuziehen und die Ligatur zu durchschneiden, ohne die ganze Blase wieder aus

---

[1] A. a. O. S. 52.

der Bauchhöhle vorholen zu müssen. — Hierauf wird die Bauchhaut provisorisch vernäht und das Thier freigegeben.

Nach zwei Stunden — die Dauer der Sistirung des Blutstromes ward immer so lange gewählt — werden soviel Näthe, als gerade nöthig um zur Ligatur zu gelangen, gelöst, die Ligatur durchschnitten, der Faden herausgezogen und nun Muskel und Bauchwände unter fortwährender Carbolberieselung sorgfältig mittelst zahlreicher Näthe geschlossen.

Wird diese Operation unter vorsichtiger Antisepsis ausgeführt, so gelingt der Versuch völlig rein, ohne Spur einer Eiterung in der Umgebung der Blase oder am Bauchfelle. Zwischen Muskel und Bauchhaut etablirt sich manchmal eine wenig ausgebreitete Eiterung, aber auch nicht immer.

Unter 25 derartigen Operationen entstand nur zwei Mal (wo ein viel secirender Freund mich unterstützte) septische Infection.

Zur Veranschaulichung des nach diesem Eingriffe sich entwickelnden Vorganges sei zuerst ein Experiment in extenso mitgetheilt.

(Exper. I.) Am 23. November 1880 nachmittags wurde einem kräftigen weissen Kaninchen der Blasenfundus durch die oben beschriebene Operation von 3—5 Uhr ausser Circulation gesetzt.

Am folgenden Tag befand sich das Thier ganz wohl, frass gut, war fieberlos (T. 38,9). Circa 40 Cctm. aufgesammelten Urins zeigten einen Eiweissgehalt (von circa $^1/_5$ Vol.), enthielten mässig reichliche Blutkörperchen, Epithelien, Kerne, Schollen. Keinen Eiter.

25. November. T. 39,6. Das Thier hat gut gefressen, viel normalen Koth entleert. Urin circa 10 Cctm., mit circa $^1/_4$ Vol. Albumin. Der Urin ist dunkler gefärbt, enthält eigenthümlich eckige (den Wagner'schen Diphtherieepithelien ähnliche) Zellen, ferner blutfarbstoffhaltige Epithelien, Blutkörperchen, spärliche Lymphzellen, Schleim und eine fädige Gerinnselbildung, innerhalb deren mehrere Blutkörperchen liegen.

26. November. T. 39,5. Das Thier hat wenig gefressen, viel gesoffen, das Allgemeinbefinden erscheint sonst gar nicht alterirt, es flieht, wehrt sich mit Behendigkeit etc. Urin circa 25 Cctm. gesammelt, enthält $^1/_3$ Vol. Albumin, viel Schleim, spärliche Rundzellen, Haufen von Epithelien. Einzelne gut erhaltene Epithelien hängen mit eigenthümlichen kernlosen Schollen zusammen.

Nachmittags $^1/_2$4 Uhr, also Ende des 3. Tages nach dem Eingriff, wird das Thier durch Chloroform getödtet.

Sofortige Section. An der verletzten Stelle findet sich zwischen Bauchwand und Muskulatur eine flache Höhle mit eitrig beschlagenen

Wänden. Muskelwunde völlig verklebt. Peritonaeum zeigt keine Spur einer Entzündung. Vordere Blasenwand mit der Bauchwand locker verklebt, ohne Eiter.

Der Blasenfundus zeichnet sich schon von aussen betrachtet, durch eine dunkelrothe Farbe aus, ist stark geschwollen, seine Wände erheblich dicker und starrer. Nach Eröffnung der Blase zeigt sich, dass die Schleimhaut des gesammten Fundus oberhalb der durch die Ligatur gesetzten Strangrinne durch eine starke Schwellung, dunkelblutrothe Färbung, sowie hämorrhagische Punktirung scharf von der unterhalb der Strangrinne gelegenen Blasenpartie absticht.

Nach Aufspannung der ganzen Blase ergiebt sich, dass der grösste Theil des Blasenfundus aus einem hyperämisch-hämorrhagischen, stark geschwollenen Gewebe besteht. Innerhalb derselben Region aber findet sich eine etwa zwei linsengrosse Stelle, wo die Schleimhaut noch stärker geschwollen erscheint, aber durch eine gelbe Farbe ganz scharf von der dunklen Umgebung sich abhebt und in Gestalt eines Plaques über dieselbe noch hervorragt; makroskopisch ganz das Bild eines diphtherischen Infiltrats darbietend. Nur ein kleiner Theil des Fundus, in der Ausdehnung von etwa $^1/_2$ Qcm., ist in ein blutloses mürbes, gelbes, unter das Niveau der übrigen Schleimhaut eingesunkenes, also einfach nekrotisches Gewebe verwandelt.

So fand sich denn hier, hervorgerufen durch eine Functionsstörung, die im Wesentlichen die Leistung des Blutstroms betraf, fern von der Unterbindungsstelle, eine schwere Schleimhauterkrankung, welche, zunächst makroskopisch, eine frappante Aehnlichkeit mit einer diphtherischen Exsudation darbot. Ehe nun weiter auf die histologische Controle dieses Befundes eingegangen wird, möge der gesammte Vorgang chronologisch verfolgt werden, und bei der Schilderung der Entwickelung des Processes an die Darstellung des makroskopischen Verhaltens in den einzelnen Stadien diejenige des mikroskopischen Befundes angeschlossen werden.

a. Tödtet man ein in der besprochenen Weise operirtes Thier innerhalb der ersten 24 Stunden, etwa gegen Ende des ersten Tages nach Lösung der Ligatur, so bietet die Blase folgende Beschaffenheit.

Das dicht unterhalb der Strangrinne gelegene Stück zeigt eine abnorm intensive Gefässinjection, die sich gegen die Harnröhrenmündung zu allmählich verliert. — In dem oberhalb der Strangrinne gelegenen Antheil der Blase begegnet man schon jetzt einer oder der andern Stelle wo die Blasenwand in toto einfach nekrotisch ist (wo also die Circulation sich überhaupt nicht wieder hergestellt hatte); in gut gelungenen Versuchen haben aber solche Stellen eine geringe Aushednung oder fehlen auch ganz. Der weitaus grösste Theil der Blasenwand ist ganz bedeutend geschwollen und hat bald ein grauroth gallertiges bald ein dunkelrothes hämorrhagisches Aussehen. Diese Anschwellung ist vorwiegend durch ein enormes Oedem der Submucosa bedingt, und da es zu einer gleichmässigen Vorschwellung der Schleimhaut an Platz fehlt, so findet sich diese in Gestalt einer Menge von Hügeln, Wülsten, Windungen, die sich gegenwärtig drängen und kreuzen, vorgewölbt. Ueberlässt man die geöffnete Blase eine Zeitlang sich selbst, so sinken diese Hügel und Wülste allmählich zusammen, während eine ziemliche Menge Flüssigkeit aus den Schnitträndern aussickert: ein Beweis, dass der Hauptantheil der Schwellung auf die Ansammlung tropfbarer Flüssigkeit in den Räumen der Blasenwand zu nehmen ist. — Bringt man die rasch aufgespannte Blase sofort in absoluten Alcohol, oder kocht man dieselbe, so gelingt es, diese Flüssigkeit — natürlich immer unter ziemlicher Schrumpfung der Wülste — an Ort und Stelle festzuhalten und ihren Sitz zu studiren. Auch bei Anfertigung frischer Schnitte von rasch gefrorenen Stücken erhält man hübsche Bilder.

An feinen Schnitten so zubereiteter Blasen sieht man Folgendes. Der Dickendurchmesser der ganzen Blasenwand hat um das vier-, fünf-, ja wohl zehnfache des normalen zugenommen. Der Hauptantheil dieser Schwellung kommt gewöhnlich auf die Submucosa. Die weitmaschigen Bindegewebsräume dieser Haut sind stark durch Flüssigkeit ausgedehnt, daneben aber befindet sich auch die Mucosa, Muscularis und Serosa in succulentem aufgelockertem Zustande. Diese Flüssigkeit stellt sich nach der Gerinnung in Alcohol als ein sehr feinfasriges enger- und weitermaschiges Netzwerk, an mit der Kochmethode behandelten Präparaten als eine homogene, schwach lichtbrechende Substanz, an Gefrierpräparaten als eine körnige Masse dar, welche die weiten Bindegewebsspalten ausfüllt. Die Substanz färbt sich in Eosin gleichmässig und ziemlich intensiv. Es handelt sich hier also um ein bis zum Tode flüssiges aber an einem gerinnbaren Eiweisskörper reiches Serum, welches in die Blasenwand ausgeschwitzt ist.

Die Blutgefässe (Venen und Capillaren) in der ganzen Blasenwand, ganz besonders intensiv in der Mucosa bis dicht unter das Epithel, und dann wieder die der Serosa sind ganz bedeutend erweitert, und auf das Dichteste mit Blutkörperchen gefüllt. An zahlreichen Stellen gewahrt man eine sehr deutliche Randstellung der weissen Blutkörperchen, die im Kranze das Lumen umsäumen, und längs aller Gefässe, sowie entfernt von diesen (besonders dicht dort, wo das festere Gewebe weniger stark ödematös ist, zerstreuter, wo sehr massenhaftes Oedem vorhanden) findet sich eine reichliche extravasculäre Zellinfiltration. Die Kerne aller dieser Zellen — offenbar durchweg nichts anderes als extravasirte weisse Blutkörperchen — färben sich durchweg, auch an den Stellen des stärksten Oedems, vollkommen deutlich. Aber auch rothe Blutkörperchen haben in grosser Zahl die Gefässe verlassen. Sie liegen theils vereinzelt, theils in dichten Anhäufungen, als wirkliche Ekchymosen und hämorrhagische Infiltrate, durch das Gewebe zerstreut, besonders reichlich in den oberflächlichsten Zonen der Submucosa und in der Mucosa, ja an einzelnen Stellen im Epithel selbst und zwar theils in dessen Zellen invaginirt, theils zwischen denselben.

Ganz besonderes Interesse bietet endlich das Schleimhautepithel selbst — in der Blase normaler Weise auch beim Kaninchen aus einem geschichteten Pflasterepithel bestehend. — Es ist in seinem Zusammenhange deutlich gelockert, und die oberflächlichsten Lagen sind ganz deutlich gequollen und vergrössert. Einzelne solche gequollene Zellen enthalten Vacuolen, und manche sind in der Weise in zackige wie angefressene Fragmente verwandelt, wie es WAGNER zuerst als fibrinöse Degeneration des Epithels beschrieben, nur fehlt meist der eigenthümliche Glanz der Zacken. — Besonders schön zeigen sich solche Formationen an Kochpräparaten. Die zwischen und über das Epithel ergossene eiweissreiche Flüssigkeit ist geronnen und hängt mit dem Epithel innig zusammen, dieses letztere findet sich in den oberflächlichsten Schichten vielfach in ganz seltsame zackige, hirschgeweihähnliche Gestaltungen verwandelt. In Eosin färben sich solche Massen gleichförmig roth, Kerne sind in den betreffenden Gebilden nicht mehr nachzuweisen, und auch bei der Hauptmasse der Epithelien nehmen die Kerne eine weniger vollkommene Tinction mit Färbemitteln an.

Fig. 1 rechte Hälfte und Fig. 2 geben über die geschilderten Verhältnisse eine ziemlich vollständige Uebersicht. Fig. 1 stammt von einem am zweiten Tage nach der Operation, Fig. 2 von einem am ersten Tage getödteten Thiere. Letzteres Präparat stammt von einem gekochten Schleimhautstück. Tinction mit Eosin und Gentianaviolett. Man erkennt auf der rechten Hälfte von Fig. 1 über der stark ödematösen Mucosa und Submucosa die ebenfalls durch ödematöse Quellung sehr vergrösserten blassen in ihrem Zusammenhang gelockerten Epithelien mit schwach tingirtem Kern. Unter und zwischen denselben Blutungen, von einem senkrecht aufsteigenden Gefäss ausgehend.

Fig. 2 stellt eine stärkere Vergrösserung einer Epithelpartie dar, wo (durch Kochen fixirte) Flüssigkeit zwischen die einzelnen Epithelien (deren Kerne im Absterben begriffen sind) hineinergossen sind. Wo diese intracelluläre Exsudation intensiv rothgefärbt und körnig sich darstellt, dort war schon während des Lebens (wie eben aus der Färbung geschlossen werden kann) feste Gerinnung eingetreten.

b. Wird das Thier etwas länger, etwa 30—36 Stunden, am Leben gelassen, so findet man im Grossen und Ganzen denselben Zustand, wie im vorigen Fall. Jetzt aber machen sich, wenn man die geöffnete Blase sich selbst überlässt, schon einzelne Wülste von gewöhnlich noch rother oder auch schwarzrother Farbe bemerklich, die nicht unter Austritt von Flüssigkeit zusammenfallen, die also aus festgewordnem Exsudat bestehen. Bei der histologischen Untersuchung solcher Stellen findet man, dass sie durch eine Anhäufung theils von homogenen Massen, theils von noch schwach kenntlichen Leibern weisser Blutkörperchen, zum grössten Theil von massenhaften zusammengesinterten rothen Blutkörperchen in der Mucosa und Submucosa entstanden sind. Bei Färbung mit Bismarckbraun oder Gentianaviolett gelingt es in diesem gleichförmigen Infiltrat nicht mehr, das (durch Züge spindliger Zellen charakterisirte) ursprüngliche Bindegewebsgerüst, oder überhaupt distincte Zellenanhäufungen zur Anschauung zu bringen, sondern man begegnet einem im Allgemeinen farblosen und nur von dunkel gefärbten irregulären Bröckeln (Kernfragmenten) und kleinen und kleinsten überall ungleich grossen Körnchen (Detritus) durchsetzten schon während des Lebens geronnenen Exsudate, welches an die Stelle des früheren Gewebes getreten ist.

Siehe Fig. 1 linke Hälfte. Daselbst erkennt man wie das ganze (rechts noch so deutlich erhaltene) Schleimhaut- und Submucosagewebe in eine amorphe in Eosin stark roth gefärbte Substanz übergegangen ist, die nur von sehr reichlichem (blaugefärbten) Kerndetritus durchsetzt ist. Es ist fertiger diphtherischer Gewebsschorf.

Das Epithel fehlt über den geschilderten festgewordenen Wülsten, resp. ist in denselben aufgegangen, im Uebrigen ist es auch hier noch vorhanden, aber alle Zellen gequollen, die Kerne der oberflächlichen Lagen sind nur noch ganz schwach tingirbar, färben sich wohl auch nur partiell, sehen aus wie gefaltet; das Zellprotoplasma enthält Vacuolen, ist zackig erodirt etc. Alle nicht geronnenen Partien der Submucosa, Muscularis und Serosa verhalten sich wie im Falle A.

c. Blieb das Thier 2×24 Stunden nach der Massenligatur der Blase am Leben, so sieht man zwischen den hämorrhagisch-ödematösen Wülsten, zu welchen die ganze Schleimhaut emporgehoben ist, schon einige kleine blassgelb gefärbte, feste vorgewölbte Plaques. Sie liegen bald in der Nähe der Strangrinne, bald ziehen sie sich nach dem Blasenfundus zu, und stechen immer durch ihren matten Glanz und eben ihre Färbung scharf von der übrigen Umgebung ab. Die gelben Plaques bestehen durchweg aus demselben starren, geronnenen, abgestorbenen Gewebe, wie im zweiten Falle, nur dass dieses sich jetzt noch weiter entfärbt hat. Kaum unterscheidet man in demselben auf feinen Schnitten noch da und dort undeutlich Contouren der vorher in diese Stellen infiltrirten Zellenleiber, weniger deutlich ist die gelblichbraune Färbung der Blutkörperchenconglomerate und nirgends ist ein einziger Kern mehr nachzuweisen, selbst der Kerndetritus ist ein spärlicherer. Von Epithel ist an der Oberfläche dieser Plaques keine deutliche Spur mehr. Das gesammte Gewebe derselben färbt sich in Eosinlösungen intensiv roth. Nur mehr nach der Tiefe gegen die Muscularis ist es oft massenhaft von tingibeln Kernen durchsetzt: diese Zellen stammen aber aus den erweiterten Submucosagefässen, die im Kranze den abgestorbenen Herd umsäumen.

In diesem Stadium lässt sich an einzelnen Stellen die Entstehung solcher vorragender Plaques verfolgen. Da und dort findet sich eine schmale Zone der dicht an die Mucosa angrenzenden Submucosaschichten bereits kernlos, starr; geht man längs einer solchen Zone mit dem Auge hin, so trifft man plötzlich in der Umgebung einiger noch erhaltener sehr weiter Capillaren eine ganz massenhafte herdartige Extravasation rother und weisser Blutkörperchen, die theils nach abwärts in die tieferen Submucosaschichten, theils aber auch aufwärts in die tieferen Epithelschichten sich erstreckt und so ein biconcaves Infiltrat an der Schleimhautgrenze formirt.

Das Epithel zeigt, wo es noch vorhanden, also an den weniger tief kranken Partien, noch intensiveres Oedem, jede einzelne Zelle ist ums zwei- bis dreifache grösser, jeder noch tingirbare Kern ist von einem hellen Hof, der Kern und Zellprotoplasma trennt, umgeben. Da und dort sind die obersten Schichten abgefallen, vielfach findet man dichte Infarcirungen der ganzen Epithelschicht mit Blutkörperchen; und man trifft auch schon Stellen, wo dieselbe in eine geronnene Auflagerung verwandelt ist.

d. Wird das Thier 3×24 Stunden nach Oeffnung der Massenligatur getödtet, so begegnen wir nun dem makroskopischen Bilde, das bei Beschreibung des Experimentes I (pag. 8) geschildert wurde, und wissen jetzt bereits, dass die Umwandlung der Schleimhaut in ein starres, blassgelbes, voluminöses Gewebe, das wir jetzt in grösserer Ausdehnung vorfinden, durch nichts Anderes bedingt ist, als durch eine weitere Ausbreitung der schon einen oder zwei Tage vorher beginnenden Coagulationsnekrose des Epithels, der Mucosa und Submucosa. Denn untersuchen wir wieder jene diphtherischen Plaques durchaus ähnlichen Schleimhautinfiltrate, so treffen wir wieder auf dasselbe völlig structurlose, starre, mattglänzende Gewebe, welches in Eosin sich stark roth färbt, aber unter keiner Behandlung mehr das Vorhandensein lebendiger Kerne erkennen lässt. Nur eben die Mächtigkeit dieser geronnenen Wülste, ihre Ausbreitung in die Fläche und in die Tiefe hat zugenommen; und man findet jetzt solche Gerinnungsherde nicht nur in der Mucosa und Submucosa, sondern gar nicht selten auch in der Muscularis und Serosa der Blase. Da und dort sieht man auch hier noch an der Färbung einzelner Stellen, dass an dem Zustandekommen der geronnenen Substanz sich rothe Blutkörperchen betheiligt haben. Auch Kerndetritus und secundäre Zellanhäufungen trifft man in den geronnenen Herden fleckweise noch an.

Neben den diphtherischen Partien der Blasenwand befinden sich aber, wie schon aus der makroskopischen Beschreibung hervorging, noch immer grosse Gebiete derselben im Zustande ödematös hämorrhagischer Infiltration.

Jetzt aber finden sich auch am Epithel in grösserer Ausdehnung, als in dem vorhergegangenen Stadium, Veränderungen vor, welche die Metamorphose der lebenden Zellen in eine amorphe Auflagerung, in eine diphtherische oder crupöse Membran erkennen lassen. Folgt man nämlich an einem durch die ganze Länge der erkrankten Blasenschleimhaut gehenden feinen Durchschnitt dem Epithelsaum, wie er sich über schwerer und leichter erkrankten Stellen der Mucosa hinzieht, so bemerkt man, dass dieselbe in langen Strecken in eine schmale, gleichmässig homogene kernlose mit der Mucosa noch fest zusammenhängende Lamelle verwandelt ist. Die solchen Lamellen unterliegende Schleimhaut ist bald noch dicht zellig infiltirt, bald auch schon theilweise kernlos; ja man überzeugt sich an solchen Stellen, wo bereits ein ausgebildeter diphtherischer Plaque in der Mucosa und Submucosa liegt, oft ganz deutlich, dass die oberste Zone desselben aus dem zu einer homogenen Masse gewordenen ursprünglichen Epithel hervorgegangen ist.

In Fig. 4 z. B. ist diejenige Partie des diphtherischen Schorfes, welche von der blauröthlichen Linie an der Oberfläche bis zu dem zunächst darunter gelegenen (aus hämorrhagischem Infiltrat entstandenen) bräunlichrothen Streifen reicht, aus dem Epithel selbst hervorgegangen. (Man überzeugt sich davon, wenn man an dem betreffenden Schnitte diese Zone bis an den Rand des Schorfes, bis dahin, wo noch als solches erkennbares Epithel sich findet, verfolgt.)

An anderen Orten trifft man an Stelle des Epithels eine bald mehr homogene, bald netzartige aus feinerem oder gröberem Balkenwerk gewebte Auflagerung, welche die Dicke der ursprünglichen Epithelschicht bei Weitem übertrifft. An glücklich getroffenen Stellen sieht man endlich, wie ein noch erhaltenes, ödematöses Epithel weiterhin in einen Haufen von „Schollen", deren Gestalt noch an Epithel erinnert, deren Kerne aber nicht mehr kenntlich sind, übergeht und an diese wieder direct eine aus amorpher Substanz, Faserstoff, gebildete Membran sich anschliesst.

In Fig. 3 ist eine dicke Crupmembran abgebildet, welche an Stelle des Epithels auf einer mit Kerndetritus dicht infiltrirten Mucosa aufsitzt.

e. Analog dem beschriebenen Verhalten der Blasenschleimhauterkrankung bleiben die Erscheinungen, wenn das operirte Thier am 4. oder 5. Tage nach der Verletzung getödtet wird. Nur treten dann meist die Gerinnungsnekrosen an Zahl und Ausbreitung noch mehr in den Vordergrund, die hämorrhagische Infiltration mehr zurück.

Ehe der krankhafte Process nun weiter verfolgt wird, dürfte es nützlich sein, erst einmal bei der Betrachtung des anatomischen Krankheitsbildes stehen zu bleiben, welches sich jetzt vor unseren Augen entwickelt hat.

War es berechtigt, schon bei der Schilderung des Befundes, gleichsam vorausgreifend, den Ausdruck „diphtherisch" zu gebrauchen, haben wir es wirklich mit einer Schleimhauterkrankung zu thun, welche der bei der menschlichen Diptherie anzutreffenden gleicht?

Diese Frage darf wohl, soweit sie sich auf eine morphologische Identität des bei der menschlichen Erkrankung auftretenden Lokalprocesses und des experimentell an der Kaninchenschleimhaut erzeugten Vorganges bezieht, ohne Weiteres bejaht werden. Betrachten wir zunächst die Veränderungen, die am

Epithel sich abspielen, so finden wir anfangs eine ödematöse Quellung und hämorrhagische Infiltration desselben, daran schliesst sich, unter Entwicklung der eigenthümlichen Gestaltveränderungen, die wir aus der Beschreibung der menschlichen Diphtherie seit einer Reihe von Jahren kennen, der Zelltod, die Umwandlung weiter Strecken des Epithelstratums in leblose Schollen, und sodann die Neubildung einer Faserstoffmembran theils aus dem todten Zellmaterial des Epithels, theils aus den durch die entzündeten obersten Schleimhautgefässe filtrirten geformten und ungeformten Blutbestandtheilen. — Das ist offenbar genau derselbe Vorgang, wie er dem diphtherischen Crup des Menschen zu Grunde liegt, und wie er gerade durch die neuen Untersuchungen WEIGERT's eingehender klar gelegt worden ist. Auf diesen Crup beschränkt sich allerdings der Process in der Mehrzahl der Fälle der menschlichen Diphtherie. Letztere stellt sich in der That — wie WEIGERT vollkommen richtig dargethan — anatomisch meistens ebenso im Rachen, wie im Larynx und der Trachea als oberflächliche Congulationsnekrose mit auf-, nicht eingelagertem Gerinnungsprodukte dar, und wird desshalb vom genannten Autor unter die Rubrik der Pseudodiphtherien eingeordnet.

In unseren Versuchen findet sich nun allerdings mehr, als diese Oberflächendiphtherie, findet sich echte Gewebsdiphtherie. Das Gewebe der Schleimhaut und der Submucosa selbst wird in diphtherische Plaques verwandelt, es stirbt ab und schwillt dabei an, dadurch dass es von einer gerinnenden Exsudation infiltrirt wird. Diesen Gerinnungstod des Gewebes unter Volumszunahme treffen wir bei der primären menschlichen Diphtherie nur in selteneren Fällen und gewöhnlich nicht in so grosser Ausdehnung, wie sie unsere Experimente geliefert haben: wir begegnen ihnen aber allerdings in sehr ausgebreiteter Weise auch in der menschlichen Pathologie, wo wir gerade mit vollem Rechte von echter Diphtherie reden, nämlich bei der Scharlachdiphtherie und bei der epidemischen Dysenterie. Diesen letzteren Processen gleicht in der That unsere experimentelle Schleimhautdiphtherie noch mehr, als demjenigen der primären menschlichen Diphtherie.

Letzterer Umstand wird aber leicht verständlich, wenn man sich erinnert, dass die alsbald weiter zu analysirenden Factoren, deren Zusammenwirken den Eintritt der Coagulationsnekrose bewirkt, bei unsern Experimenten nicht anders angebracht werden konnten, als in der Weise, dass die gesammte Blasenwand, nicht allein die oberflächlichsten Schleimhautbezirke unter ihren Einfluss gesetzt werden musste; und es ergiebt sich hieraus von selbst, dass es freistehen muss, anzunehmen, es würde eine isolirte Beeinflussung der Schleimhaut auch eine isolirte Erkrankung derselben herbeigeführt haben und eine solche würde dann ganz genau identisch mit derjenigen Schleimhauterkrankung sich dargestellt haben, die wir eben bei der primären menschlichen Diphtherie treffen. Dass diess unter Umständen wirklich gelingt, darüber vergleiche weiter unten S. 29.

Darf diess nunmehr als festgestellt angesehen werden, so folgt daraus, dass die beschriebenen Versuche eine neue und sichere Methode, den diphtherischen Schleimhautprocess am Thiere künstlich darzustellen, enthalten; und zwar eine Methode, die sich in dem oben von mir bezeichneten Sinne vor der bisherigen dadurch auszeichnet, dass sie eben ohne directe Läsion der nachher erkrankenden Schleimhaut, aus der Ferne, und in einer menschlichen pathologischen Vorgängen mehr ähnelnden Weise zu dem genannten Resultate führt.

Aber damit wäre noch nicht viel gewonnen, wenn dieselbe nicht auch viel genauer als es bisher möglich war, die Entwickelung des Vorgangs zu verfolgen gestattete, nicht neue Einsichten in die unmittelbaren Ursachen der Diphtherie gewinnen liesse.

Zu diesem Behufe haben wir jetzt vor Allem zu analysiren, was denn eigentlich bei dem Eingriffe geschieht, den wir hier mit der Massenligatur eines Schleimhaut tragenden Organes vornehmen.

Die beiden wesentlichsten Consequenzen der Fadenligatur um die gesammte Blase sind offenbar folgende:

1. es stagnirt das Blut zwei Stunden lang in dem gesammten Gefässbaum der Blasenwand, in allen Arterien, Capillaren, Venen;

oder mit andern Worten: die Geschwindigkeit des Blutes in allen Zweigen der unterbundenen Blasenarterien und Venen wird = 0.

Die Gewebsspannung wird dabei keine erhebliche Alteration erfahren, da ebenso wenig etwas abfliessen wie zufliessen kann; es wird eben jegliche Bewegung aufhören und höchstens eine Aenderung der normalen Diffusionsvorgänge zwischen dem Inhalt der Blutgefässe und der ausserhalb derselben befindlichen Gewebsflüssigkeiten eintreten, aber wohl auch nur in dem Sinne, dass dieselben einfach abnehmen, da der Chemismus der Flüssigkeiten sich während der Unterbindungszeit wohl nicht wesentlich ändert. Oder soll man annehmen, dass im Blute während dieser Zeit Zersetzungen vor sich gehen, durch welche gewebsschädigende Stoffe producirt werden können, und durch die Gefässwandungen diffundiren? Diese Vermuthung ist durch einen COHNHEIM'schen Versuch unwahrscheinlich gemacht, durch welchen bewiesen wurde, dass in einem Gefässbezirk, dessen Circulation unterbrochen ist, dessen Gefässe aber während der Zeit der Unterbindung mit Kochsalzlösung gefüllt sind, nach Wiedereinleitung der Circulation der nämliche Entzündungszustand eintritt, als wenn Blut in den Gefässen stagnirt hatte.[1]

Aber, und das ist das Wichtige für das Verständniss unseres ganzen Vorgangs, das stagnirende Blut bleibt innerhalb der Gefässe in flüssigem Zustande, es bleibt transportabel, die Blutsäule wird nach Lösung der Ligatur wieder vorwärts geschoben, frisches Blut tritt unter starkem Druck in alle die Bahnen ein, in welchen vorher die Stagnation stattgefunden hatte. — Gerinnt das Blut wirklich einmal, stellt sich die Circulation nicht wieder her, dann kommt es nicht zu dem geschilderten Vorgang, dann entsteht einfache Gewebsnekrose. Offenbleiben des Canalsystems in dem später erkrankenden Bezirk ist also Erforderniss.

2. Es werden die gesammten Gewebe des ligirten Blasentheils incl. der Gefässe nahezu zwei Stunden lang des normalen Ernährungsstromes beraubt. Nahezu, denn eine kurze Spanne Zeit

[1] A. a. O. S. 51.

werden die Gewebe von den in den Capillaren befindlichen Blutkörperchen Sauerstoff beziehen und an dieselben Kohlensäure abgeben, von dem Plasma vielleicht auch eiweisshaltiges Ernährungsmaterial durch Diffusion erhalten — aber bald wird Alles in Ruhe kommen, wird der Stoffwechsel in den Zellen aufhören müssen, bis von Neuem frisches Blut zuströmt.

Ob Erregung von Ganglienzellen der Blasenwand, die bei dem Ligiren etwa gequetscht werden, abnorme Erregungszustände der Musculatur, z. B. Contractionen, während der Unterbindung auslösen können, ob sonstige nervöse Reizungen mit entstehen, das bleibt unbekannt, kann aber ganz ausser Berücksichtigung bleiben, da diese lokalen nervösen Einflüsse für die uns interessirende Läsion wohl gänzlich irrelevant bleiben, höchstens unterstützend wirken können.

Dass eine gröbere Alteration der Gewebe während der Unterbindungszeit sich nicht vollzieht, erkennt man an der Beschaffenheit einer ligirten Blase kurz vor der Lösung der Ligatur, nachdem also das Blut zwei Stunden in derselben stagnirt hatte: sie bietet, äusserlich betrachtet, zunächst durchaus kein anderes Aussehen dar, als vor Anlegung der Ligatur.

Betrachten wir nun zunächst Punkt 2, und fragen, in wie weit trägt dieses Moment zur Entstehung der Diphtherie bei, welche directen Folgen hat dieses zweistündige „ausser Ernährung setzen" auf die Gewebe, so geben uns unsere Versuche eine präcise Antwort, wenn wir das Verhalten der Epithelien nach der Ligatur überblicken. Das Epithel macht, in dem einen Fall früher, in dem anderen später, aber an den schwerer lädirten Partien jedesmal, eine Reihe von Veränderungen durch, die mit dem Tode der Zelle endigen; und dieses nachherige Absterben muss auf die durch die Ligatur gesetzte Inanition der Zelle zurückgeführt werden. Denn dasselbe ist nicht erklärbar durch die Vorgänge, die sich nach Lösung der Unterbindung und Wiederherstellung der Circulation an den Epithelien abspielen. Die massenhaftesten Transsudationen von Blutserum, von Blut- und Lymphzellen auf eine Schleimhautoberfläche sind an sich nicht im Stande, die

Epithelien in Nekrose zu versetzen. Das lehrt jeder heftigere Schleimhautcatarrh, die Bronchoblennorrhoen, der Tripper, das lehren die intensivsten hämorrhagischen Schleimhautödeme z. B. der Conjunctiven, der Lungen etc. In allen diesen Fällen, wenn sie selbst viel länger als einige Stunden dauern, bleibt die Lebensfähigkeit der Epithelien der erkrankten Schleimhaut im Allgemeinen durchaus erhalten. — Es muss also die eintretende Nekrose hier als Sache für sich, unabhängig von der nachherigen Entzündung, und als directe Folge der Blutsperre angesehen werden. — Auch LITTEN[1] sieht die Nekrose der Nierenepithelien bei seinen Versuchen als direct durch die arterielle Anämie bedingt an. Was aber für das Epithel gilt, und was an diesem am Besten in seinem ganzen Ablauf sich studiren lässt, dasselbe gilt auch für die übrigen Bestandtheile des unter gleiche Bedingungen gesetzten Gewebes. Auch an der Bindegewebszelle, an der Muskelfaser gewahren wir ein allmähliches Verschwinden des Kernes, ein stufenweises Verblassen der Conturen, bis auch diese morphologischen Elemente sich bis zur völligen Unkenntlichkeit in dem allgemein starr werdenden Gewebe auflösen. —

Ja etwas Analoges ereignet sich auch schliesslich an den Elementen der Gefässwand. Denn auch diese werden sich dem krankmachenden Einfluss der Unterbrechung der Circulation auf das lebende Gewebe, den wir soeben kennen gelernt, nicht entziehen können, auch diese werden zunächst erkranken; das Endothel wird sich nicht anders als die Bindegewebszelle, die Muskelfaser der Arterie sich nicht anders als die Muskelfaser der Mucosa verhalten. Es wird also das neu einströmende gesunde Blut sich in einem kranken Canalsystem bewegen: und damit ist sogleich die Ursache eines zweiten Momentes gegeben, welches bei dem Vorgange der künstlichen Diphtherie die andere Hauptrolle spielt: der sogenannten entzündlichen Exsudation. Bereits COHNHEIM hat entwickelt,[2] dass durch die

[1] A. a. O.
[2] A. a. O. 2. Capitel.

Unterbrechung der Blutcirculation in der betroffenen Gefässwand eine Läsion der Integrität oder, wie er es neuerlich bezeichnet,[1] eine moleculäre Alteration derselben hervorgerufen werde, deren Folge eine grössere Durchlässigkeit, eine Veränderung des Filtrationsvermögens derselben sei. Diese Anschauung wird durch die oberflächlichste Betrachtung unserer Versuche völlig bestätigt. Die massenhaften kleinen und grösseren Blutungen in die Gewebe, die Randstellung der weissen Blutkörperchen in den Venen, die Anhäufung derselben längs der Aussenfläche der Gefässe, endlich das enorme Oedem, welches jedesmal am Ende des ersten Tages zur Beobachtung gelangt — Alles dies beweist, dass hier jene eigenthümliche Gefässalteration Platz gegriffen hat, die zu massenhafter Filtration von Flüssigkeit und von colloiden Substanzen führt. —

In der Deutung dieser eigenthümlichen Gefässalteration aber können wir nunmehr noch einen Schritt weiter gehen als COHNHEIM gethan: wir dürfen jetzt aus der Analogie mit den übrigen Gewebsbestandtheilen mit Recht den Schluss ziehen, dass diese eigenthümliche Alteration nichts Anderes ist, als der Beginn des Absterbens der Gefässwand, der Beginn einer tiefen Ernährungsstörung derselben, die mit dem Tode auch der Gefässwand endigt oder wenigstens endigen kann. Denn allerdings muss zugegeben werden, dass ebenso wie dies beim Epithel etc. der Fall, auch die Gefässwand sich von dieser Ernährungsstörung erholen und zur Norm zurückkehren kann. — Ja man darf noch weiter gehen und, wie aus weiter unten folgenden Ausführungen hervorgehen wird, die Behauptung aufstellen, dass die Gefässwand der durch die Blutunterbrechung gesetzten Ernährungsstörung weit erheblicheren Widerstand leistet als das übrige Gewebe. Nichts destoweniger bleibt aber die innere Verwandtschaft beider Zustände bestehen und darf man vielleicht überhaupt die sogenannte entzündliche Alteration der Gefässwand als das erste Stadium drohenden Absterbens derselben betrachten.

[1] Allg. Pathologie 2. Aufl. Bd. I. S. 278.

Von der allergrössten Bedeutung für den Vorgang bei der Diphtherie ist es nun aber, dass für den Anfang des Processes eben nicht der vollendete Tod der Gefässwand — denn in einem solchen Gefässrohr würde ja das Blut gerinnen — sondern nur eine tiefe Erkrankung desselben vorliegt, und dass in ein derartig erkranktes Gefässsystem das normale Blut unter normalem Drucke einströmt. Damit beginnt nun unverzüglich die Exsudation der Blutbestandtheile aus dem durchlässigen Gefässrohre, und damit ist der zweite Factor zum Zustandekommen des Gerinnungstodes der Gewebe gegeben. —

Denn betrachten wir das Verhältniss der Exsudation zu der nachher sich entwickelnden Diphtherie, so sehen wir, dass gerade allemal dort, wo die Erkrankung des Gefässrohres und ihrer Folgen am stärksten ist, auch die Diphtherie am intensivsten entwickelt ist, dass aus den ödematösen Wülsten die diphtherischen entstehen, ja dass an manchen Stellen die Entstehung eines Coagulationsherdes aus einem hämmorrhagisch zelligen Infiltrat direct verfolgt werden kann. Es ergiebt sich also, dass dieser zweite Factor wohl als wesentliches Moment bei der Entstehung der diphtherischen Schorfbildung in Rechnung gezogen werden muss. Aber es springt gleichzeitig in die Augen, dass es hierbei auf ein Erhaltenbleiben der Gefässwand ankommt. Denn wo völliges Absterben der Gewebe und der Blutgefässe gleich nach der Ligatur auftritt — und Beispiele dafür boten sich bei vielen meiner Versuche an einzelnen Stellen der Blasenwand — da kommt es nicht zur Coagulationsnekrose, sondern zum einfachen Gewebstod, da findet man oft schon am ersten Tage nach der Ligatur die betreffende Stelle der Blasenwand in eine dünne, pergamentartig trockene, glanzlose gelbe Haut verwandelt, innerhalb deren von irgend einer Exsudation oder Wulstbildung gar keine Rede ist. Also am Leben bleiben — zunächst wenigstens — muss die Gefässwand, wo es Diphtherie geben soll, aber ebensowenig wie todt, darf sie gesund sein. Denn ohne die „entzündliche“ Alteration — auch dies lässt sich an gewissen relativ gesunden Stellen meiner Präparate sehen — werden die Blutgefässe, wenn, nachdem die Unterbindung gelöst, nun unter starkem Druck das Blut in die abgesperrten Bezirke wieder eindringt, allenfalls erweitert und stark mit Blut gefüllt werden können, aber dies wird nicht genügen, um eben die massenhafte Exsudation, die wir allemal an den diphtherischen Partien finden, zu gestatten. Ohne die Erkrankung der Gefässwand würde es gar nicht zur Anschwellung der nachher coagulirenden Partien, nicht zur Bildung vorragender diphtherischer Plaques kommen können. In diesem Punkte befinde ich mich nicht in Uebereinstimmung mit Litten,[1] der zum Zustandekommen seiner Coagulationsnekrosen die aus den normalen Gefässen transsudirende Lymphe für genügend hält. Seine Versuchsmethode ist allerdings eine von der meinigen differente, so dass ein directer Vergleich der beiderseitigen Resultate nicht statthaft ist. Auch erlangen seine Coagulationsnekrosen durchaus nicht die Mächtigkeit wie bei meinen Versuchen.

Aber diese Erkrankung der Gefässwand allein genügt wiederum nicht, um die Coagulationsnekrose, die Diphtherie zu erzeugen. Sonst wäre gar nicht einzusehen, warum dieselbe nicht sofort oder wenigstens einige Stunden nach Lösung der Ligatur, nachdem genügende Massen von Blutbestandtheilen ausgetreten, vorhanden ist. Wir finden im Gegentheil regelmässig, dass sie bis zum Ende des ersten Tages fehlt, und im Laufe des zweiten Tages nur in ihren Anfängen sich entwickelt. Dieselbe tritt vielmehr erst dann auf, wenn die Nekrose der Epithelien und der die kranken Gefässe umgebenden Gewebe vollendet ist. Wir haben an dem Verhalten der Epithelien nachgewiesen, wie sich dieses Absterben bei unseren Experimenten allmählich vollzieht, wie aber mit dem völligen Tode auch alsbald die Coagulationsnekrose und an Stelle der Epithelien z. B. die Bildung der fibrinösen Membranen in die Erscheinung tritt. Wir haben uns den Vorgang in der Weise zu denken, dass die Gewebetheile in dem Momente, wo sie dem völligen Absterben verfallen, eine geeignete

[1] A. a. O.

fibrinoplastische Substanz abgeben, um, vom fibrinogenem Blutplasmen umspült und durchtränkt, ein Gerinnungsproduct zu liefern, welches ein grösseres Volumen, als das ursprüngliche Gewebe, besitzt. Diese Umspülung und Durchtränkung aber wird eben geleistet durch die massenhafte entzündliche Exsudation und im weiteren Verlaufe betheiligen sich an den, so lange die Blutcirculation besteht, immer sich vergrössernden Gerinnungsherden auch die aus den Gefässen ausgetretenen geformten Blutbestandtheile selbst.

So sehen wir jetzt den Beweis geliefert, dass die von COHNHEIM[1] gegebene Definition der diphtherischen Schleimhauterkrankung als einer innigen Verquickung von Nekrose und Entzündung die richtige ist.

WEIGERT[2] gebührt das grosse Verdienst, den ersten Schritt in der richtigen Erklärung des ganzen Vorgangs gethan zu haben, indem er entdeckte, dass jeder crupösen Gerinnung auf der Schleimhautoberfläche die Nekrose des Epithels vorausgegangen sein musste, dass aber gleichzeitig das Schleimhautgewebe unzerstört bleiben musste, oder mit anderen Worten, dass die Blutcirculation — denn darauf allein kann es hier ankommen — in den der Oberfläche benachbarten Gefässen noch vorhanden sein musste. Aber es war nach seinen Auseinandersetzungen noch nicht recht ersichtlich, warum so reichlicher Austritt von Lymphe und Lymphkörperchen aus den Schleimhautgefässen erfolgte, um unter Umständen recht dicke fibrinöse Auflagerungen hervorzubringen. Dieser Punkt wird nunmehr auch seinen Versuchen gegenüber verständlich. Denn kein Aetzmittel, wodurch das Epithel in seiner ganzen Dicke vernichtet wird, wird seine Wirkungen lediglich auf das Epithel beschränken, sondern nothwendigerweise auch wenigstens auf die Wände der oberflächlich liegenden Gefässe, eine krankmachende Wirkung ausüben. Gerade im Hinblick darauf ist es von Interesse, dass gerade die flüchtigen,

[1] Allg. Pathologie. 2. Aufl. Bd. I. S. 567.
[2] A. a. O.

rasch diffundirenden Aetzmittel (Ammoniak, Carbolsäure) die besten Crupmembranen hervorbringen. — Dass die blosse Gewebsnekrose bei intactem aber normalem Lymphstrom bei gesund bleibenden Gefässen eine erheblichere zur Membranbildung führende Coagulationsnekrose, d. h. eben eine Diphtherie hervorzurufen nicht im Stande ist, dafür liefert meines Erachtens die centrale Hornhautätzung den schlagenden Beweis. Wird diese vorsichtig ausgeführt, so giebt es bekanntlich keine Alteration der entfernt liegenden Conjunctivalgefässe,[1] man erhält eine umschriebene Epithelnekrose, in deren Nachbarschaft der Lymphstrom (innerhalb der Cornealspalten) ruhig seinen Fortgang hat; aber eine diphtherische Membran erhält man in solchen Fällen nicht!

Es muss also nothwendig vorausgesetzt werden, dass in unseren Versuchen zu der Zeit, wo in Folge des gesetzten Eingriffes Epithel und Gewebe bereits abgestorben sind, die Blutgefässe zwar in erheblicher Weise alterirt, aber noch lebendig sind und natürliche Blutcirculation innerhalb derselben und Exsudation aus denselben noch vorhanden ist. Und diese Voraussetzung ist sogar direct zu beweisen.

Gelegentlich von Versuchen, die ursprünglich zu einem andern Zweck angestellt wurden (s. später), stiess ich auf eine Methode, mittelst deren es leicht ist, eine sehr schöne Selbstinjection der Blutgefässe hervorzurufen, und zwar eine Selbstinjection, die sich erst in den letzten Lebensstunden vollzieht. Wenn man ein Thier mit Milzbrandbacillen impft, so vergeht bekanntlich eine gewisse Zeit, bis diese Organismen im Blute sich zu einer solchen Quantität entwickelt haben, dass das ganze Gefässsystem von ihnen überschwemmt wird. Sobald aber dieses eingetreten, erfolgt dann auch binnen wenigen Stunden der Tod des Thieres. Diese Bacillen nun lassen sich bekanntlich mittelst Färbung sehr deutlich nachweisen, so dass auf feinen Schnitten kein einziges Exemplar dem Auge entgeht, und man kann an den Figurationen der Bacillenanhäufungen sehr schön den Lauf der

[1] BÖTTCHER, Virchow's Archiv. Bd. 62.

Gefässe (auch solcher in denen kein einziges Blutkörperchen mehr nachzuweisen) verfolgen.

Mittelst dieser Methode lässt sich, wenn man die Impfung und die Blasenligatur in passender Weise combinirt, nachweisen, dass selbst an Stellen, die schon ganz deutlich in diphtherische Coagulationsnekrose aufgegangen sind, noch kurze Zeit vor dem Tode innerhalb einzelner Gefässe die Blutcirculation und demgemäss auch die Exsudation fortgedauert haben muss.

Fig. 4 stellt einen Theil eines solchen diphtherischen Schorfes dar, in welchem noch Blutgefässe verlaufen, gefüllt mit Blut und mit Milzbrandbacillen (die erst wenige Stunden vor dem Tode dahin gelangt sein können). Die einzigen noch lebendig gebliebenen färbbaren Kerne des ursprünglichen Gewebes sind die Muskelzellenkerne der kleinen Arterie; in der Venenwand sind die Zellen bereits abgestorben; trotzdem hat auch in diesem Kanal die Circulation wenigstens einige Stunden vor dem Tode noch bestanden.

So zeigt sich also, was schon oben hervorgehoben wurde, dass die Wand der Blutgefässe dem verderblichen Einflusse, welchen die Unterbrechung der Blutcirculation auf das lebende Gewebe ausübt, relativ am Längsten Widerstand leistet, dass ihre Zellen unter Umständen mitten im sonst todten Gewebe noch lebendig sein können; und es ist der Schluss statthaft, dass sie unter gleichen Bedingungen wahrscheinlich auch am Raschesten einer Erholung, einer Restitutio in integrum fähig sein werden, ganz besonders dort, wo nicht die gesammte Umgebung des Gefässes in den Gerinnungstod aufgegangen ist. Diess ist für das Verständniss der crupösen Schleimhautaffection nicht ohne Bedeutung.

Haben wir jetzt die beiden Bedingungen erkannt, welche vorhanden sein müssen, wenn Diphtherie in einer Schleimhaut entstehen soll, so ist es nun leicht, die Variationen, welche bei den einzelnen Versuchen zur Beobachtung gelangen, zu erklären.

Zunächst wurde schon oben hervorgehoben, dass es verständlich ist, warum bei meinen Versuchen fast regelmässig nicht sowohl der Crup, die Oberflächendiphtherie, sondern die Gewebsdiphtherie (WEIGERT's „echte“ Diphtherie) zu Stande kommen muss. Es handelt sich ja um einen krankhaften Zustand, in welchen die gesammte Blasenwand versetzt worden ist, es müssen also auch in allen ihren Schichten diphtherische Herde entstehen können. Nur sehr selten ist es aber, dass der abgeschnürt gewesene Blasenfundus gleichmässig erkrankt, sondern fast immer sind einzelne Stellen mehr, andere weniger afficirt. Dasselbe fand Cohnheim bei seinen Versuchen. — Es wird dies von verschiedenen Umständen abhängen, theilweise von der grösseren oder geringeren Kraft, mit der bei den einzelnen Versuchen ligirt wird, wodurch vielleicht nicht für alle Bezirke des unterbundenen Stückes die Circulation ganz ins Stocken gebracht, für einzelne z. B. nur erschwert wird, theilweise und mehr noch von der Resistenz der einzelnen Thiere und Gewebstheile gegen die gesetzte Schädlichkeit. Es ist durchaus denkbar, dass gewisse Partien derselben Blase durch denselben Eingriff weniger schwer, andre schwerer afficirt werden, dass an der einen Stelle die Schädigung gerade so weit gereicht hat, um eine Restitution unmöglich zu machen, an der andern der Schwellenwerth der Schädigung gerade noch nicht erreicht ist, oder auch dass eine vorher unter besserer Ernährung gestandene Partie der Blasenwand längere Zeit zum Absterben braucht, als eine andere weniger gut genährte u. s. w. Und da diese Differenzen wieder zwei verschiedene Factoren betreffen können, einmal die Exsudation aus den Gefässen zum andern die Ernährungsstörung der Gewebe — welche Factoren zeitlich nicht congruent gehen —, so ergiebt sich schon a priori, dass die diphtherische Blase bei den einzelnen Thieren sehr verschieden aussehen kann. Bald liegen die nekrotischen Plaques in der Nähe der Strangrinne, bald entfernt davon im Fundus der Blase, bald findet sich eine zusammenhängende Strecke diphtherisch, bald findet man in der hämorrhagisch ödematösen Schleimhaut 6, 8 und mehr kleine Plaques zerstreut, bald sitzen die Herde vorwiegend in Mucosa und Submucosa, bald (seltener) mehr in der Muscularis und Serosa; bald entwickeln sich die diphtherischen Plaques rasch und reichlich, bald spärlich und langsam. Im Allgemeinen wächst aber ihre Zahl und Ausdehnung mit der Zeit, welche seit Lösung der Massenligatur vergangen ist. Jedenfalls aber ist es von Interesse und verdient hervorgehoben zu werden, dass nach unserem einheitlichen experimentellen Eingriff die erkrankte Schleimhaut immer jenes fleckweise Erkranken darbietet, wie wir es bei der menschlichen Diphtherie auch immer treffen.

Denkt man sich den Fall, dass die Erkrankungsursachen vorwiegend in den gesammten oberflächlichen Schichten der Schleimhaut und im Epithel zur Geltung gelangen, während die übrigen Schichten der Blasenwand dem Eingriffe widerstehen, so müsste es dann zur oberflächlichen Schleimhautdiphtherie, zum echten Crup kommen.

Ein glücklicher Zufall hat mir einmal die Probe auf dieses Exempel geliefert.

(Exper. VII.) Am 23. März 1881 Nachm. wurde einem weissen Seidenhasen die Blase 2 Stunden ligirt. Das Thier wurde am 26. März mit Milzbrand geimpft. Es starb am 29. März mittags 1 Uhr, also am Ende des 6. Tages. Hier fand ich die Blase in ihren äusseren Schichten durchweg wohl erhalten, dagegen zeigte die Innenfläche in der ganzen Ausdehnung der abgebunden gewesenen Partie die schönsten crupösen Auflagerungen. Fig. 3 ist einem feinen Durchschnitt durch den crupösen Beleg und die oberste Schleimhautschicht entnommen. Man erkennt die enorme Dicke der fibrinösen Auflagerung und sieht auch die oberflächlichsten Schleimhautschichten bereits der Coagulationsnekrose mit Kerndetritus verfallen. Der grösste Theil der [nicht mit abgebildeten] Submucosa und Muscularis, sowie der Serosa sind aber relativ gesund geblieben und man sieht dort deutlich die Grenze, bis zu welcher die Circulation noch in den letzten Lebensstunden vorgedrungen ist, an der schönen Selbstinjection der Blutgefässe mit Milzbrandbacillen.

Betrachten wir nun diese unmittelbaren Voraussetzungen der Diphtherie, wie sie sich aus der obigen experimentellen Prüfung ergeben haben, im Lichte der menschlichen Pathologie, so ergiebt sich, dass die Möglichkeit der Entstehung diphtherischer oder crupöser Schleimhautexsudationen gerade auf dem Wege, auf welchem dieselben bei meinen Versuchen zu Stande kamen, auch beim Menschen, durchaus nicht bestritten werden kann; dass mithin die Möglichkeit z. B. eines nichtinfectiösen

Schleimhautcrups des Menschen zugegeben werden muss. Den Aetzversuchen gegenüber konnte man immer noch sagen: ja von solchen Einwirkungen, wie diejenigen eines scharfen Aetzmittels, ist unter den Verhältnissen, unter welchen beim Menschen etwa ein Crup entsteht, fast niemals die Rede. Der Eintritt solcher mechanischer Bedingungen aber, wie ich sie zur Erzeugung der Schleimhautdiphtherie gewählt, ist beim Menschen sehr wohl denkbar. Man stelle sich z. B. einen (sagen wir reflectorisch, durch Einwirkung eines Kältereizes auf eine Schleimhaut oder auf die äussere Haut erzeugten) Krampf einer Anzahl kleinerer Schleimhautarterien vor, der eine zweistündige Dauer haben müsste, und hinreichte, um wenigstens in den entferntesten, also oberflächlichsten Capillaren ein völliges Aufhören der Blutcirculation, mit nachherigem Wiedereintritt derselben zu bedingen: und es wird in solchen Fällen nach Analogie meiner Versuche mit Nothwendigkeit nachher, etwa $1^1/_2$ bis 2 Tage später, ohne Mithülfe eines einzigen Mikrokokkus, zu einer crupösen Exsudation kommen. Der Beweis, dass ein so langer Gefässkrampf möglich sei und zur wirklichen Circulationsstockung führen könne, wäre allerdings erst experimentell zu führen; zunächst ist er wenigstens denkbar.

Oder man stelle sich vor, dass eine rheumatische Entzündung und Schwellung des dichten einer Fascie vergleichbaren Gewebes der Tonsillenkapsel, durch welches die Blutgefässe der Mandel ihren Weg nehmen, zu einer mehrstündigen Compression einer Anzahl kleiner Arterien und Venen führte, die wieder eine länger anhaltende Blutstagnation in den Schleimhautgefässen der Tonsille zur Folge hätte: so würde wieder ein Tonsillencrup auf gleichsam mechanischem Wege hervorgerufen werden können.

Ebenso ist es vorstellbar, dass z. B. ein Krampf des Dickdarms, der einen festen Kothballen umschliesst, einen derartigen Druck auf die Epithelzellen ausübt, dass diese zum Absterben kommen und gleichzeitig die oberflächlichen Schleimhautgefässe so lange zur Blutleere comprimirt, dass die anämische Gefässerkrankung eintritt — so wären wieder die zwei Bedingungen für die Bildung einer fibrinösen Exsudation mit Gerinnung gegeben. Aehnlich könnte unter Umständen der Druck eines Gallensteins auf die Schleimhaut eines contrahirten Gallengangs wirken, und was dergleichen mehr.

Kurz und gut, die Entstehung eines Schleimhautcrups, einer Schleimhautdiphterie beim Menschen durch mechanische Ursachen ist durch die obigen Versuche erklärt und ihr selbständiges Vorkommen durchaus wahrscheinlich gemacht. — Das ist aber von Interesse für die Lehre vom (klinischen) Crup und der (klinischen) Diphtherie. Denjenigen, welche die Möglichkeit oder Wahrscheinlichkeit eines „genuinen" (nicht durch das diphtherische Gift hervorgerufenen) Trachealcrups a priori leugnen, können einfach die eben gegebenen Auseinandersetzungen entgegen gehalten werden.

Endlich sei noch darauf hingewiesen, dass die Form und der Sitz der Gerinnungsnekrose durchaus nicht von einer essentiellen Ungleichheit der zu Grunde liegenden Ursachen, sondern einfach von dem Orte, wo die überall gleichen Ursachen ihren Angriffspunkt finden, abhängt. Es ist also die WEIGERT'sche Pseudodiphtherie, der Crup — der Vorgang, welcher freilich gerade bei der Infectionskrankheit, die wir Diphtherie nennen, der gewöhnliche — ein im Wesen identischer Process mit der Gewebediphtherie oder echten Schleimhautdiphtherie — wie sie am Schönsten beim Scharlach zur Entwickelung gelangt —; nur dass dort nur das Epithel und die Schleimhautcapillaren, hier das Schleimhaut- und Submucosagewebe und deren Blutgefässe in die Bedingungen verfallen, die zur Entstehung der Coagulationsnekrose führen.

Aber es ist ein wichtiger Umstand, der in der menschlichen Pathologie den Vorgang des Crups und denjenigen der Diphtherie sehr wesentlich zu unterscheiden scheint, und ja gerade bei der Therapie der „pseudodiphtherischen" Larynx- und Trachealerkrankung eine so ominöse Rolle spielt. Das ist die bekannte Thatsache, dass beim Menschen nach Abstossung einer Crupmembran so häufig an der nämlichen Stelle eine neue sich bildet und so den von der Abstossung gehofften Erfolg vereitelt, während dagegen bei der echten Diphtherie ein Geschwür, ein Substanzverlust entsteht.

Wie ist dies zu erklären? Sehen wir uns darauf hin noch einmal die Bedingungen an, die zum Zustandekommen der Cruphaut nöthig sind. Dieselben sind nach dem Vorangegangenen zu suchen 1. in einem Absterben unter Gerinnung des Trachealepithels, 2. in einer krankhaften Alteration der oberflächlichst gelegenen Capillaren der Trachealschleimhaut. Wohlgemerkt in einer Erkrankung der Capillaren und Venen, nicht sofort in einem Absterben derselben! Das ist der springende Punkt, in welchem wir das Moment fassen, auf welches es ankommt. Denn was geschieht, wenn eine Crupmembran abgestossen wird? Bekanntlich findet man vor solcher Losstossung die Cruphaut von der Unterfläche schon durch mehrfache Lagen von Zellen, die gewöhnlich Eiter genannt werden, getrennt. Es liegt also nach der Abstossung der Membran wieder die Mucosa mit ihren noch kranken Capillaren, und bedeckt von bald spärlicheren bald reichlicheren Lagen von Lymphzellen — wie früher vom Epithel — zu Tage. Besteht also die Ursache, welche im Anfange die Capillaren krank und die Epithelien nekrotisch gemacht hat, noch fort, so muss es wieder zu einer reichlichen Transsudation fibrinogener Substanz kommen, und die fibrinoplastische ist in den absterbenden auflagernden Zellen vorhanden. — Für diese Nachschübe ist also das wesentliche Moment in dem fortdauernd krankhaften Zustande der Gefässwände gegeben. Sobald diese sich von ihrer Erkrankung erholen und zur Norm zurückkehren, wird auch die Neubildung von Crupmembranen aufhören müssen. Dass aber die Gefässwände von ihrer Erkrankung wahrscheinlich sich leichter erholen und dem auch ihnen drohenden Absterben leichter entrinnen können, als die übrigen Gewebe, das ist schon oben auseinandergesetzt worden.

Ganz anders liegt aber die Sache bei der Gewebsdiphtherie. Hier sind die erkrankten Gefässe von dem abgestorbenen Gewebe allseitig umschlossen; und hier wird der Gewebstod, der beim Crup die unterliegenden kranken Gefässe unbetheiligt lässt, nothwendig auch den schliesslichen Tod der eingeschlossenen Blutgefässe herbeiführen. Wir haben ja allerdings gesehen, dass eine Zeit lang selbst noch inmitten des geronnenen Herdes in den offenbleibenden Canälen die Circulation fortdauert, dass also der Gewebstod dem Gefässtod jedenfalls vorangeht, aber schliesslich tritt der Tod der Blutgefässwandungen, die mitten im abgestorbenen Gewebe liegen, vollständig ein, für sie giebt es keine Erholung. Soweit also die Gewebsdiphtherie reicht, muss nothwendigerweise Alles, Zellen, Intercellularsubstanz und Gefässe zu Grunde gehen. Ist die Abstossung vollendet, so bleibt der Substanzverlust, das Geschwür zurück. Jetzt ist es aber auch verständlich, warum auf solchem Geschwürsboden nicht in analoger Weise, wie auf der Schleimhautoberfläche, wieder eine crupöse Exsudation sich bildet. Denn nur soweit, als eben der Substanzverlust reicht, war von vornherein die charakteristische Erkrankung der Gefässe und des Gewebes vorhanden, jenseits desselben sind eben weder Gewebe noch Gefässe den Bedingungen ausgesetzt gewesen, welche zur Bildung der Coagulationsnekrose führen! Dort giebt es dann einfache reactive Entzündung, aber eben keine Diphtherie. Mit anderen Worten: bei der Gewebsdiphtherie sind „Nachschübe“ nur möglich dadurch, dass sich die Ursachen von Ort zu Ort weiter verbreiten, bei der Oberflächendiphtherie aber sind an Ort und Stelle Nachschübe möglich.

Mittelst der beschriebenen experimentellen Studie ist der Lokalprocess der Diphtherie in seine Componenten zerlegt, auf seine nächsten Ursachen zurückgeführt. Man ist nunmehr berechtigt anzunehmen, dass auch bei der menschlichen genuinen Diphtherie die unmittelbaren Ursachen der eigenthümlichen hier auftretenden Schleimhauterkrankung keine anderen sein werden, als die wir kennen gelernt: eine tiefgehende Beeinträchtigung der Ernährung gewisser Gewebe, meist des Schleimhautepithels und der oberflächlichsten Schleimhautgefässe, nicht selten auch des Schleimhautgewebes, der Submucosa u. s. w. Und da wir es bei der Diphtherie des Menschen mit einem Krankheitsgifte zu thun haben, auf welches wir alle Krankheitserscheinungen zurückführen, so ist der weitere Schluss gerechtfertigt, dass das diphtherische Krankheitsgift die letzte Ursache auch jener Ernährungsstörung der Epithelien, der Schleimhaut, der Blutgefässe sein wird. In welcher Weise aber dasselbe jene unmittelbaren Ursachen der lokalen Schleimhautdiphtherie, die Gewebsschädigung nämlich, zu Stande bringt, darüber ist aus den bisherigen Versuchen ein Schluss noch nicht zu ziehen. A priori leuchtet ein, dass dies ebensowohl durch directe Einwirkung des Giftes auf die Zellen, sei es dass es von aussen oder mittelst des Blutstromes an die betreffenden Schleimhautgebiete gelangt, geschehen kann, wie auf indirectem Wege (z. B. durch Reizung der Vasomotoren des betreffenden Schleimhautgebietes oder sonst wie).

Dass nun aber umgekehrt die lokale Schleimhauterkrankung an sich mit den Allgemeinerscheinungen, die wir bei der menschlichen Diphtherie beobachteten, nicht etwa in dem Verhältnisse von Ursache und Wirkung steht, das geht aus meinen Versuchen direct hervor.

Denn wenden wir jetzt unseren Blick von dem lokalen Vorgang weg auf das Gesammtverhalten der operirten Thiere, so zeigt sich dieses — in allen aseptischen Fällen — in keiner irgend durch deutlichere Zeichen charakterisirten Weise afficirt. Wie bei dem zuerst beschriebenen Experiment, so verhalten sich die Thiere regelmässig. Weder die Fresslust ist gestört, noch Fieber vorhanden, noch das Benehmen des Thieres irgend wie verändert, mit einem Worte, es handelt sich bei dieser experimentellen Diphtherie um eine lokale Affection, die eine solche bleibt und als solche verläuft. Dieser Verlauf lässt sich sehr gut über viele Tage weiter verfolgen, da hier nicht, wie beim Trachealcrup, die lokalen Processe an sich mechanisch den künstlichen Tod des Thieres bewirken.

Gehen wir also diesem Verlaufe weiter nach, so finden wir Folgendes. Zunächst ist noch eines bisher nicht berücksichtigten Befundes zu gedenken, der, wenn auch nicht immer, doch dann und wann angetroffen wird. Man stösst nämlich ab und zu in den abgestorbenen Partien der erkrankten Blase, und zwar ebensowohl in den einfach nekrotischen wie in den diphtherischen, auf Bacterienanhäufungen, die meist zu irregulären Figuren von eckiger und zackiger Gestalt in den früheren Spalten des nekrotischen Gewebes zusammengeordnet sind, manchmal auch in langen dichtgedrängten Pelotons, z. B. längs einer ganzen nekrotischen Schleimhautgrenze, aufgereiht erscheinen. Die Einzelindividuen dieser Colonien sind kurze Stäbchen von etwa 1,5—1,8 μ Länge und ein Drittel so breit, also dem gewöhnlichen Bacterium termo entsprechend; sie färben sich lebhaft in den basischen Anilinfarben. Mögen die Keime derselben während der Operation an die Blase gelangt sein, oder mögen sie ursprünglich im Blute vorhanden gewesen sein: sie waren jedenfalls nicht im Stande, im lebenden Gewebe sich weiter zu entwickeln, sondern fanden nur im abgestorbenen einen geeigneten Nährboden. Denn man findet diese Haufen nie und nirgends, wo das Gewebe noch Kernfärbung erkennen lässt, man findet sie auch nicht z. B. in den crupösen Auflagerungen, sondern eben lediglich im todten Gewebe der Blasenwand, und man kann sie geradezu mit als Kriterien für die Frage benützen, wie weit der Gewebstod an dieser oder jener Stelle vorgeschritten ist. Sie besitzen also nicht die Bedeutung pathogener Mikroorganismen.

Das abgestorbene Gewebe aber hält sich nicht lange im Status quo. Es verfällt rasch einem moleculären Detritus und in Folge davon bilden sich natürlich Substanzverluste, welche an solchen Stellen, wo die Diphtherie die ganze Blasenwand durchsetzt hatte, einfach vollständige Löcher in dem erkrankten Organe zurücklassen. Derartige Durchlöcherungen habe ich einmal schon am 6. Tage, stets am 10. und 12. Krankheitstage beobachtet, und zwar bei Thieren, die bis zu ihrem (unnatürlichen) Tode scheinbar ganz gesund waren, unter Umständen sogar andre eingreifende Operationen (z. B. Transfusionen) ganz gut überstanden hatten. Dass nämlich diese Blasenperforationen dem Thiere keinen Schaden bringen, wird dadurch bewirkt, dass gleichzeitig mit dem fortschreitenden Zerfall des Blasenfundus rings um den kranken Theil eine Neubildung jungen Bindegewebes sich etablirt, wodurch dies zum Fremdkörper gewordene Organ theils mit der Bauchwand, theils mit benachbarten Darm- resp. Uterusschlingen verlöthet und abgekapselt wird. Schliesslich schrumpft der ganze Fundus mehr und mehr zusammen, an einzelnen Stellen liegen die Reste des nekrotischen Gewebes, gelblich gefärbten Auflagerungen gleich, über dem etwa gesund gebliebenen Serosenantheil der Blasenwand, und das Endresultat des ganzen Vorgangs ist, dass das Thier seinen Blasenfundus eingebüsst hat, dafür eine Bindegewebsnarbe im Leibe trägt, im Uebrigen aber in seiner Gesundheit nicht weiter gelitten hat.

Um aber noch einen weiteren Beweis für die Ungefährlichkeit dieser „diphtherischen" Erkrankung zu erlangen, wurden mit solchen künstlich erzeugten diphtherischen Plaques einige Impfversuche angestellt.

(Exper. XX.) Am 24. September 1881 wird ein mittelgrosses schwarzes Kaninchen in der gewöhnlichen Weise operirt. Vier Tage später wird es, in völligem Wohlbefinden, getödtet. Der ligirt gewesene Blasenfundus befindet sich theils im Zustande hochgradigen hämorrhagischen Oedems, theils zieht ein länglicher durch seine fahlgelbe Färbung von der Umgebung sich abhebender und über diese vorgewulsteter Streifen sich nach dem Fundus hin.

Die Blase wird aufgespannt, sorgfältig gereinigt, und nunmehr von dem diphtherischen Schorfe einzelne Stücke mit der Scheere abgetragen, und zwei weissen Mäusen auf Impfschnitten der Schwanzwurzeln eingerieben. Ein anderes Stück wird einem Seidenhasen unter die Rückenhaut gebracht und vernäht.

Die Mäuse erleiden keine Störung, leben in der ersten Octoberwoche noch ganz munter.

Der Seidenhase befindet sich am 19. October völlig wohl, frisst gut u. s. w. An der operirten Stelle hat sich ein haselnussgrosser Abscess gebildet, der am 23. October als ein völlig abgekapselter Balg sich darstellte, als das Thier durch andersartige Infection getödtet worden war. Der am 19. October ausgedrückte Eiter enthielt zahlreiche bewegliche theils kugel- theils biscuitförmige Körperchen. Eine mit diesem Eiter wieder geimpfte weisse Maus erlitt keinen Schaden.

Somit durfte also der künstlich erzeugte diphtherische Schorf auch für andere Thiere als unschädlich oder wenigstens in ganz unerheblichem Grade schädlich angesehen werden.

So war denn durch diese Versuchsreihe zwar eine Analyse der Ursachen, die zur Bildung der BRÉTONNEAU'schen Haut, der

Diphthera führen, gewonnen, aber die BRÉTONNEAU'sche Krankheit war nicht construirt.

Vielleicht, so war der weitere Gedankengang, liess sich diese Krankheit per Synthesin erzeugen, indem man dem Thiere gleichzeitig die diphtherische Haut durch die beschriebene Methode und die diphtherische Infection durch Impfung beibrachte. Damit war die zweite Aufgabe für das Experiment gegeben.

II. Versuch einer künstlichen Synthese von lokaler Diphtherie und Allgemeininfection.

Bevor an eine Combination der lokalen Diphtherie mit „diphtherischer“ Infection gegangen wurde, schien es mir im Interesse einer klaren Einsicht in die Erscheinungen, die sich etwa an dem lokalerkrankten und gleichzeitig inficirten Thiere entwickeln würden, geeigneter, zunächst eines Infectionsstoffes mich zu bedienen, dessen Eigenschaften genau bekannt und dessen Träger oder Repräsentanten vor Verwechselung sicherer wären, als die noch immer von einem gewissen Dunkel umgebenen „Diphtheriemikrokokken“. Desshalb wählte ich zunächst das Milzbrandgift, den Milzbrandbacillus, zur Hervorrufung der thierischen Infectionskrankheit. Es ist ja bekannt, dass dieses Gift bei Kaninchen eine exquisite akute Allgemeinerkrankung hervorruft.

Die betreffenden Versuche mussten natürlich so eingerichtet werden, dass in der krankzumachenden Harnblase auch wirklich lokale Diphtherie und Infection sich combinirten, dass namentlich die letztere nicht etwa zu spät zur Entwickelung kam, wenn die erstere schon als abgeschlossener Process vorlag. Dies begegnete namentlich anfangs öfters, und erst nach mehrfachen vergeblichen Versuchen ergab es sich, dass das Thier möglichst frühzeitig geimpft werden musste, um eine gleichzeitige Einwirkung des Giftes und der Ligatur an Ort und Stelle zu erlangen. Nun aber ist andererseits bekannt, dass die Lebensdauer des Kaninchens von der Impfung bis zum Tode bei Milzbrandvergiftung eine nur kurze ist und dass desshalb nur die früheren Stadien der Diphtherie in ihrer Combination mit der Infection studirt werden konnten. Gerade diese Combination aber ergab dann ganz hübsche Resultate.

Der folgende Versuch lehrt, wie der Infectionsstoff in dem Anfangsstadium der Diphtherie an der erkrankten Stelle sich verhält.

(Exper. XXXI.) Am 11. November 1881 nachmittags 2—4 Uhr wird ein kräftiges Kaninchen in der gewöhnlichen Weise operirt. Sogleich nachher wird es an beiden Ohren mit frischen Milzbrandbacillen geimpft. Am 12. November abends lebte es noch, am 13. früh wurde es todt gefunden.

Der Blasenfundus zeigt sich bei der Section hochgradig ödematös, das Oedem floss aber rasch aus den Räumen der Submucosa ab. Nur in der Nähe der Strangrinne finden sich 4—5 stecknadelkopfgrosse dunkelröthliche Wülste, die nach dem Collabiren der Schleimhaut als vorragende Plaques sich darstellen.

Histologisch bot sich zunächst das schon oben geschilderte Bild der beginnenden Epithelnekrose, hämorrhagischen Oedems etc., an den Wülsten zeigte sich die bereits ausgebildete Coagulationsnekrose im Gewebe.

Die Gefässe der gesammten Blasenwand waren dicht gefüllt mit massenhaften Milzbrandstäbchen. Während die Stäbchenhaufen in grösseren Venen und sehr weiten Capillaren nur einen Theil des Querschnittes einnehmen, finden sich die Mehrzahl der Capillaren fast völlig ausgestopft mit Stäbchen, so dass an dem Laufe der in Gentianablau gefärbten Bacillen eine Menge Gefässe erst sichtbar wurden. Ganz besonders dicht war diese Füllung an allen Capillarschlingen der Mucosa bis dicht an die Grenze des Epithels. Ja an vielen Stellen sah es an feinen Schnitten fast so aus, als ob die Stäbchen extravasirt und zwischen das Epithel eingedrungen wären. Bei Untersuchung mit stärkeren Vergrösserungen aber und scharfer Einstellung gelang es immer, nachzuweisen, dass es sich hier um Schrägschnitte handelte, wo das Epithel (in der Fläche) ober- oder unterhalb der Mucosa lagerte, in deren äussersten Gefässschlingen sich vereinzelte Bacillen befanden. Ganz unzweideutige Bilder davon, dass sich Bacillen innerhalb des gelockerten Epithels selbst — wie dies von den rothen Blutkörperchen nachweisbar war — befanden, konnte ich nie erhalten. Auch im übrigen ödematösen Gewebe konnte ich nirgends Bacillen ausserhalb der Gefässe entdecken.

Feine Schnitte durch die starren Wülste zeigten ein kernloses homogenes, von zusammengesinterten rothen Blutkörperchen dicht infiltrirtes Gewebe. Innerhalb dieser structurlosen Massen sah man aber hellere Canäle verlaufen, und innerhalb derselben fanden sich, wenn auch nicht dichtgedrängt, zweifellose Bacillen. Sah man jetzt die Begrenzungen dieser Canäle etwas genauer an, so entdeckte man längs derselben schwach gefärbte Kerne, deren Abstände ganz denjenigen entsprechen, wie man sie an Capillaren und kleinsten Venen antrifft. Also auch innerhalb der schon fertigen Gerinnungsnekrose befanden sich noch durchgängige Blutgefässe, und vermittelst dieser wurde auch der diphtherische Wulst noch von Bacillen durchsetzt, aber extravasirt waren auch hier keine.

Dass die Bacillen in den diphtherischen Wülsten noch als wirksames Infectionsgift vorhanden waren, lehrt folgende Impfung.

Nachdem die Blase dem Thiere entnommen und aufgespannt war, wurde sie zunächst sorgfältig mit Wasser gereinigt, um jede Spur etwa zufällig darauf gelangten Blutes zu entfernen. Hierauf wurde die Schleimhautfläche noch mit absolutem Alcohol scharf abgespritzt. Nun wurde mit sorgfältig gereinigter Scheere ein Segment eines der hämorrhagischen Wülste abgetragen und mit dem aus der Schnittfläche des Segments ausgepressten natürlich sehr geringen Saft eine Maus in die Schwanzwurzel geimpft. Dieselbe ging in etwa 22 Stunden an exquisitem (mikroskopisch nachgewiesenen) Milzbrand zu Grunde.

Dieser Versuch zeigt, dass ein Infectionsgift an einer diphtherisch erkrankten Schleimhautstelle in intensiver Weise sich anhäuft und vielleicht vermehrt. Denn die meisten Gefässschlingen waren so vollgepfropft von Bacillen, wie man es bei einfach geimpften Thieren nur etwa in den Lebercapillaren zu sehen bekommt. Er zeigt ferner, dass das Gift auch in den diphtherischen Herden sich finden kann, wenn zur Zeit der vollen Entwickelung der Infection die Blutcirculation innerhalb der coagulirenden Gewebe noch fortgeht. Dann bekommt der diphtherische Schorf giftige Eigenschaften, und kann zur Uebertragung der Infectionskrankheit benützt werden. Es gelang aber — für das Milzbrandgift wenigstens — nicht, nachzuweisen, dass der Infectionsstoff die entzündeten Blutgefässe verlässt, dass er also z. B. im Stande wäre, in Schleimhautauflagerungen zu gelangen.

Auch bei etwas späterer Impfung gelangt das Gift noch in den Schorf, wie folgender Versuch lehrt.

(Exper. XVIII.) Am 15. September 1881 nachmittags wurde ein sehr kräftiges Kaninchen in der gewöhnlichen Weise operirt. Am 16. September nachmittags 4 Uhr wurde es mit frischem Milzbrand geimpft. Es starb in der Nacht vom 18.—19. September, also $2^1/_2$ Tage nach der Impfung, $3^1/_2$ Tage nach Beginn der diphtherischen Entzündung.

Die Diphtherie war hier wesentlich ausgedehnter, als im vorigen Fall, aber nicht in hochgradigster Weise entwickelt. (Es war mit Gummischlauch unterbunden worden.) Sehr schöne diphtherische Wülste fanden sich in geringer Entfernung von der breiten Strangrinne.

Innerhalb dieser Wülste in absolut kernlosem Gewebe finden

sich einzelne reihenförmig angeordnete, gut gefärbte Milzbrandbacillen. Bei genauerem Zusehen ergiebt sich aber, dass da, wo sie liegen, sich ursprünglich eine Capillare befand (an den Conturen noch erkennbar), die noch, ehe der Tod eintrat, in die allgemeine Coagulationsnekrose mit aufgegangen war. Die Bacillen waren hier selbst mitten im todten Gewebe noch lebendig geblieben — freilich war der Gewebstod offenbar erst kurz vor dem Ableben des Thieres eingetreten und es musste an dieser Stelle etwa gegen Ende des dritten Krankheitstages noch eine träge Circulation stattgefunden haben. An der Leiche aber konnte diese Stelle als echter „milzbranddiphtherischer“ Schorf ausgesprochen werden.

Fig. 4, einem analogen Experiment entnommen (Experiment XIV), zeigt die geschilderten Verhältnisse besonders schön.

Bei noch späterer Impfung bildet sich die Coagulationsnekrose aus, ehe Infectionsstoff in die betreffenden Stellen hingelangen kann, der oberflächliche Mucosa- und Submucosa-Schorf hat dann keine giftigen Eigenschaften.

(Exper. XIX.) Am 15. September 1881 nachmittags wird ein zweites Kaninchen in der gewöhnlichen Weise operirt. Am 17. Septbr. Vormittags und zum zweiten Male am 18. September (also erfolgreich wahrscheinlich erst im Laufe des dritten Krankheitstages) wird es mit Milzbrand geimpft. Es stirbt am 20. September früh (also im Laufe des fünften Tages der Diphtherie) an zweifellosem Milzbrand. In der Blase exquisite Coagulationsnekrose; eine Impfung mit von der Oberfläche des diphtherischen Schorfes abgetragenen Partien in die Schwanzwurzel einer Maus hat kein positives Resultat. (Die Maus starb acht Tage später, aber nicht milzbrandig.)

In dem schon erwähnten Experiment (VII S. 29), wo es zu sehr schönem Schleimhautcrup kam, war das Thier am Anfang des vierten Krankheitstages mit Milzbrand geimpft und starb am sechsten; alle noch wegsamen Gefässe waren voller Bacillen, aber weder in der crupösen Auflagerung, noch in den obersten Schleimhautzonen war trotz mühsamsten Suchens auch nur eine Spur eines Bacillen nachzuweisen.

Die bis jetzt beschriebenen synthetischen Versuche ergeben also, dass eine diphtherisch erkrankte Schleimhautstelle an der Infection einen recht erheblichen Antheil nehmen und das Gift in gehäuften Massen in sich schliessen kann, wenn der Infectionsstoff während der Bildung der diphtherischen Schorfe schon im Blute kreist, dass es aber nur dorthin zu gelangen scheint, wo Blutgefässe sich befinden oder wenigstens befanden; und dass es

— das Milzbrandgift wenigstens — die selbst tief erkrankte Gefässwand, der Blasenschleimhaut wenigstens, nicht zu durchdringen scheint.

Nach Feststellung dieser Verhältnisse ging ich an die Versuche mit den schwieriger an ihren morphologischen Eigenschaften diagnosticirbaren sogenannten „Diphtheriemikrokokken“ oder „-bacterien“.

(Exper. XXIX.) Am 27. October nachmittags 3 Uhr wird ein sehr kräftiges Kaninchen in der gewöhnlichen Weise operirt, ligirt, um 5 Uhr die Ligatur gelöst. In der Zwischenzeit wurde unter die Rückenhaut des Thieres mit Eröffnung der Fascie des langen Rückenmuskels eine mässige Quantität schmieriger Auflagerung, die von der Tonsille eines diphtheriekranken Knaben (der am 2. November der Infection erlag) stammte, mit sorgfältig gereinigten und geglühten Instrumenten eingebracht und die Wunde wieder eng und fest vernäht.

Am 28. October nachmittags hatte das Thier eine Temperatur von 41,0. Am 29. October 38,4. Am 30. October mittags $^1/_2$12 Uhr 32,5 (im Rectum). Das Thier sieht struppig aus, bewegt den Kopf krampfhaft hin und her und hat leichte zitternde Zuckungen in den Vorderfüssen. Nachmittags 2 Uhr starb es. Der Leichnam wurde auf Eis conservirt.

Section 31. October 10 Uhr vormittags. Der beimpfte Rückenmuskel weithin hämorrhagisch gefärbt und theilweise blassroth, von colloidem Glanz. Das gesammte Unterhautzellgewebe des Rückens und Bauches auf der der Impfung entsprechenden Seite in weiter Ausbreitung ödematös. Milz $5^1/_2$ Centimeter lang, dicker, prall gespannt, theils dunkelblau, theils braunroth. Därme in grossen Strecken auffallend leer, ohne besondere Injection. Trachea, Lungen, Leber normal. Nierenrinde hyperämisch.

Der Blasenfundus weist eine ziemlich grosse Zahl gelber, fest adhärirender Plaques auf, die zwischenliegende Schleimhaut theils hämorrhagisch geschwollen, theils von weisslichen Infiltraten durchsetzt. Beim Einbringen in Alcohol löst sich an ziemlich ausgedehnten Strecken das Epithel in Gestalt eines dünnen Häutchens ab. (Leichenmaceration von erhaltenen Epithelpartien.)

Nach dem vorliegenden Befunde war es zweifellos, und namentlich an der exquisiten prallen Milzschwellung sofort zu erkennen, dass durch subcutane Application einer geringen Menge „diphtherischer“ Massen eine akute Infektionskrankheit zur Entwickelung gelangt war, welche in wenig Tagen den Tod des Thieres herbeigeführt hatte.

Um nun aber zu sehen, wie sich das beigebrachte Gift wieder

zu der mechanisch erzeugten Diphtheritis verhielt, ob auch hier der Gewebsschorf, wie bei der „Milzbranddiphtherie“ giftige Eigenschaften angenommen hatte, wurde sogleich ein weiterer Versuch angeschlossen.

(Exper. XXX.) Bevor die Blase des Thieres XXIX in Alcohol gebracht wurde, nahm man ein sehr kleines Stückchen des Schleimhautschorfes und brachte dieses einem kleinen schwarzgefleckten Kaninchen unter die Rückenhaut, 31. October $^1/_2$11 Uhr vormittags. — Am 2. November nachmittags $^1/_2$3 Uhr (also 52 Stunden nach der Infection, während das erste Thier etwa 70 Stunden nach derselben gestorben war) liegt das Thier im Sterben. Temp. 36,4.

Section nachmittags 3 Uhr, sofort nach dem Tode.

In der beimpften Muskelfascie zahlreiche Hämorrhagien. Der lange Rückenmuskel an der Impfstelle von Hämorrhagien durchsetzt, in grösserer Ausdehnung auf- und abwärts eigenthümlich fahl gefärbt, von homogenem Aussehen. Trachea frei. Lungen blassroth, an den Rändern beider Ober-, theilweise auch der Unter-Lappen zahlreiche Pleurahämorrhagien. Därme leer, Jejunum mit glasigem Schleime gefüllt, unteres Ileum ohne besondere Abnormitäten. Milz etwa 6 cm lang, $^1/_2$ cm dick, ganz prall und derb, braunroth gefärbt. Rindensubstanz der Nieren düsterroth, mit Hömorrhagien. Marksubstanz blässer. Blasenschleimhaut normal.

Mit oberflächlich abgetragenen Stückchen dieser, nicht diphtherischen Schleimhaut werden (nachm. $^1/_2$5 Uhr) 2 Mäuse in die Schwanzwurzeln geimpft. Beide Thiere bleiben gesund.

In der That, recht energisch giftige Eigenschaften hatte der diphtherische Blasenschorf des inficirten ersten Thieres angenommen, wenn man die Wirkung der Einimpfung eines kleinen Partikelchens desselben, mit der Wirkung der Einimpfung eines nur von lokaler Diphtherie herstammenden Schorfes vergleicht (s. S. 36). Während dort nur ein kleines Abscesschen um den diphtherischen Schorf herum sich bildete, sahen wir hier eine fulminante Infectionskrankheit sich entwickeln, welche noch rascher als bei der primären Infection, den Tod des Thieres herbeiführte. — Dass aber in der Harnblase des ersten Thieres das Gift in so intensiver Weise vorhanden war, das haben wir wieder wesentlich mit auf Rechnung der diphtherischen Entzündung zu setzen, an der jenes Organ krankte. Denn Impfungen mit Theilen der gesund gebliebenen Blase des zweiten Thieres ergaben kein Resultat. Dass aber im Blute dieses zweiten Thieres das Infectionsgift vorhanden war, werden wir gleich sehen. Denn nunmehr entsteht die Frage, ob zunächst in jener diphtherischen Blase vielleicht der Nachweis eines vermehrungsfähigen Infectionsstoffes zu führen war.

Auf feinen Schnitten von der Harnblase des Thieres (Exp. XXIX), mit deren Schorfen also erfolgreich geimpft worden war, zeigt sich Folgendes.

Die diphtherische Verschorfung hat eine ziemlich bedeutende Ausbreitung, und zwar sind in diesem Falle einerseits die Mucosa und die oberen Schichten der Submucosa, andererseits auch die Serosa und die angrenzenden Zonen der Muscularis in grösserer Ausdehnung der Coagulationsnekrose verfallen, so dass nur die mittleren Schichten der Blasenwand an den diphtherischen Partien noch deutliche Gefässe und lebendes kernreiches Gewebe erkennen lassen. Aber hier sind Capillaren und Venen überall sehr deutlich erweitert. Innerhalb dieser weiten Gefässe findet man vielfach in ziemlich dichter Anhäufung Ansammlungen von kurzen in Gentianablau sehr deutlich sich färbenden Stäbchen von etwa 0,5 μ Breite und 1 μ Länge. Alle diese Einzelindividuen besitzen die gleiche Grösse, theilweise liegen 2 oder 4 dichter beisammen, zu Diplokokken oder viergliedrigen Ketten angeordnet, theilweise sind sie regellos im Gefässlumen vertheilt.

An vielen Stellen sieht man, wie — und zwar wieder wie bei den Milzbrandinfectionen, innerhalb von noch durchgängigen Gefässen — diese Bacillen in den diphtherischen Schorf selbst vordringen. Ausserhalb dieser präformirten Kanäle finden sich im diphtherischen Schorfe natürlich massenhaft sehr kleine Körnchen von irregulärer Gestalt, Bröckelchen etc., aber die Anwesenheit der charakteristischen Mikroorganismen daselbst ist nicht nachweisbar.

In den nicht diphtheritisch, sondern noch einfach entzündlich-hämorrhagisch afficirten Stellen der Blasenschleimhaut endlich trifft man auf eine äusserst intensive Anhäufung dieser Bacillen in den Capillaren und zwar bis in die äussersten feinen Schleimhautcapillaren, welche dicht unter dem Epithel hinlaufen, hinein, ganz in derselben Weise, wie dies vorher bei der Milzbrandinfection beobachtet worden war.

Fig. 5 stellt die Fragmente zweier solcher dicht unter dem (ödematösen und gelockerten) Epithel hinlaufenden Capillaren, wie sie im diffusen Lichte erscheinen, dar, und zeigt deren dichte Füllung mit dem massenhaft entwickelten Mikroorganismus.

Dieselben Bacillen finden sich auch ziemlich reichlich in den Glomeculusschlingen der Nieren des Thieres XXIX, aber nicht in so dichten Anhäufungen, wie in der diphtherisch erkrankten Blase.

Diese nämlichen Mikrokokken nun finden wir wieder in den Nieren, und zwar den Glomerulusschlingen des zweiten Thieres (Exp. XXX), und zwar hier theils in zerstreuten Häufchen, theils in Gestalt dichter Colonien ganze Capillarschlingen ausfüllend und embolisirend.

Diese Bacterienembolien müssen aber während des Lebens in der Niere entstanden sein, da gerade dieses Thier sofort nach eingetretenem

Tode secirt, und die zerschnittene Niere in absoluten Alcohol gebracht worden war; und wir dürfen nunmehr mit Gewissheit annehmen, dass diese kurzen Stäbchen, die in der Blasenwand und den Nieren des ersten Thieres sowie in den Nieren des zweiten Thieres so deutlich nachweisbar waren, hier den Infectionsstoff oder die Träger desselben darstellten.

Also steht nunmehr fest: die Einbringung einer schmierigen Auflagerung aus dem Rachen eines diphtherischen Knaben unter die Haut eines Kaninchens erzeugt bei letzterem eine durch enorme Milzschwellung und Anhäufung sehr kleiner Bacillen im Blute charakterisirte Infectionskrankheit, welche sich von einem Thier auf das andere weiter übertragen lässt. Das übertragbare Gift sammelt sich aber in einer diphtherisch erkrankten Schleimhaut dieses Thieres in besonders reichlicher Menge und vielleicht auch reinerer Beschaffenheit an, als es im ursprünglichen Impfstoff enthalten war. Denn nach Einimpfung des diphtherischen Blasenstückes erfolgt der Tod noch rapider als beim ersten Thiere; wohingegen das Weiterimpfen der gesunden Harnblasenschleimhaut des zweiten Thieres kein Resultat erzielt.

Die Sache verhält sich also analog wie bei den Milzbrandversuchen, nur dass hier ein anderes Gift die Rolle spielt, die dort dem Bacillus anthracis zukommt.

Eine weitere Versuchsreihe wurde mit den bei Scharlachdiphtherie auf den Rachentheilen eines Kindes befindlichen schmierigen Belegsmassen angestellt.

(Exper. XXIV.) Am 19. October 1881 nachmittags wird ein mittelgrosses Kaninchen in der gewöhnlichen Weise operirt. Am 20. October nachmittags 3 Uhr wird diesem Thiere unter die Haut des rechten Rückens unter Verletzung der Muskelfascie eine schmierige Masse gebracht, die am selben Tage vormittags 9 Uhr von der Oberfläche des linken Gaumens und der Zunge eines zweijährigen an schwerer Scharlachdiphtherie leidenden Mädchens abgeschabt und in hohlgeschliffenem Objectträger, vom Deckglas bedeckt, aufbewahrt worden war. Das Mädchen befand sich am 8. Krankheitstage des Scharlachs und starb am 9. — Diese Massen bestehen aus Schleim, Eiterkörperchen, Epithelien und Detritus. Sie enthalten folgende Bacterienformen:

1. kurze Stäbchen und Diphlokokken, beweglich.
2. Zoogloea dieser Stäbchen, ruhend.
3. längere sehr schmale Stäbchen (bacill. subtilis), beweglich.
4. mittelgrosse Mikrokokken, theilweise irregulär begrenzte Haufen bildend.
5. kleine Kugelbacterien oder Mikrokokken, die durchweg in dichtgedrängten Zoogloeahaufen angeordnet sind. Diese Zoogloeahaufen

haben alle eine bräunliche Farbe, eine ziemlich kreisrunde Gestalt und scharfe Begrenzungen.

Am 22. October nachmittags zeigte sich beim Messen der Temperatur (39,4), dass der Koth im Mastdarm eine abnorme (breiige) Consistenz hatte. Sonst war nichts besonders Auffälliges an dem Thiere. Am 23. October wurde es todt gefunden (zwischen 50—60 Stunden nach der Infection).

Section eod. die vormittags. — An der Impfstelle eine etwa bohnengrosse eitrige Infiltration des subcutanen Zellstoffs, Lungen überall lufthaltig, an einzelnen Stellen in der Umgebung der Gefässe kleine weissliche Infiltrate, ebenso an einigen Stellen der ziemlich grossen Leber.

Keine Spur von Peritonitis, auch in der Umgebung der Blase keine Spur von Eiter oder käsiger Substanz. Milz 7½ Cm. lang, äusserst consistent, prall, von dunkelschwarzrother Farbe, Kapsel stark gespannt, Parenchym auf der Schnittfläche von derber Consistenz, sehr pulpös. Im Dickdarm breiiger Koth.

Der Blasenfundus gleicht, von aussen betrachtet, einer derben dunkelschwarzrothen an einzelnen Stellen weisslich gefärbten Kugel. Der linke Ureter (war mit unterbunden) stark ausgedehnt, röthlich gefärbt, Nierenbecken ebenso. Niere geschwollen, dunkelroth. Rechte Niere blass, normal gross, in der Rinde stark hyperämische und hämorrhagische Stellen. In der Blase leicht trüber Urin.

Schleimhaut und ganze Wand des Blasenfundus geschwollen und stark hyperämisch-hämorrhagisch. Ueber die dunkelrothe sammetartig aussehende Schleimhautfläche vertheilt, finden sich eine grössere Zahl gelb bis dunkelbraun gefärbter Plaques, die fest mit dem unterliegenden Gewebe zusammenhängen, aber über das Niveau der Umgebung vorragen, ausserdem einzelne kleine weissliche auflagernde Schüppchen.

Mit dem Milzgewebe werden sofort vier Mäuse, mit dem Blut des Thieres und mit dem an der Impfstelle befindlichen Eiter ebenfalls je eine Maus geimpft.

Die mit Milz und Blut geimpften Thiere sterben innerhalb der nächsten drei, das mit Eiter geimpfte am vierten Tage. Ausserdem wird (Experiment XXV) ein kleines Stück eines diphtherischen Blasenschorfs einem Kaninchen wieder unter die Rückenhaut gebracht (und zwar am selben Tage, 23. October mittags ½1 Uhr), bei welchem am 21. October nachmittags die gewöhnliche Blasenligatur ausgeführt worden war (Infection also etwa 44 Stunden nach Beginn der lokalen Diphtherie).

Dieses Kaninchen hat am Nachmittag (23. Oct.) 4 Uhr eine Mastdarmtemperatur von 38,0.

24. October nachmittags ½3 Uhr 39,7. Hat den ganzen Tag über nicht gefressen.

25. October früh zwischen 8 und 9 Uhr tritt der Tod ein (43 Stunden nach der Infection).

Section 25. October nachmittags 2 Uhr. Die Impfstelle zeigt verbreitete blutige Suffusionen und Verfärbungen der Musculatur. Trachea und grosse Bronchien normal. Lungen blass, ohne Besonderheit. Darm grösstentheils leer, Dünndarm mit gelblichem Schleim gefüllt, im Ileum ein stärk geschwollener PEYER'scher Plaque. Leber nicht auffällig vergrössert.

Keine Spur von Peritonitis oder Eiterung um die Blase. Milz hochgradig geschwollen, fest und derb. Nieren hyperämisch.

Sehr schöne Blasendiphtherie.

Mit Partikelchen diphtherischen Schorfes werden zwei Mäuse in die Schwanzwurzel geimpft. Dieselben starben am 27. October (innerhalb zweier Tage).

Hiermit war also das „Scharlachdiphtheriegift" durch zwei Generationen diphtherisch gemachte Kaninchenblasen in wirkungsfähiger Weise fortgepflanzt worden. Forschen wir zunächst wieder seiner Natur in den erkrankten Theilen nach.

An feinen Schnitten der Blase von Experiment XXIV zeigt sich Folgendes. Die Diphtherie ist, wie das makroskopische Aussehen schon lehrte, inselartig vorhanden, so dass coagulationsnekrotische Schleimhautinfiltrate mit hämorrhagisch entzündlichen Partien wechseln. Letztere zeigen theilweise noch normales Epithel, an anderen Regionen finden sich, in Gesellschaft mit sehr starken Capillarectasien und hämorrhagischen Infiltraten der obersten Mucosaschichten, dünne Crupauflagerungen, deren Balken da und dort allmählich in das noch erhaltene Epithel gesunderer Stellen übergehen. Innerhalb der erweiterten Capillaren und Venen (nicht sicher ausserhalb derselben) finden sich Bacterienhäufungen, und zwar drei verschiedene Arten.

1. Kugelbacterien oder Mikrokokken von etwa 0,7 μ Durchmesser, intensiv in Gentianblau oder Fuchsin sich färbend, sehr zierlich namentlich in manchen Capillarschlingen der oberflächlichsten Mucosaschichten.

2. Grössere Kokken, von circa 1,2 μ Durchmesser, die aber fast durchgängig als semmelförmige (mit breiter Grenze aneinanderstossende) Diplokokken oder auch in längern Ketten zu dreien und vieren aneinander gereiht sind, so dass sie bei schwächeren Vergrösserungen wie ziemlich breite und 2—3 μ lange Stäbchen aussehen.

Von diesen Gebilden giebt Fig. 6 eine Anschauung. Mehrere Capillaren, die mitten im diphtherischen Schorf gelegen sind, zeigen sich dicht von denselben erfüllt. Die nebenstehende unter stärkerer Vergrösserung gezeichnete Gruppe giebt über die eigentliche Gestalt der scheinbaren Stäbchen Aufchluss.

3. In grösseren noch Blutkörperchen führenden Gefässen der kranken Schleimhaut schien noch eine dritte Art von Mikroorganismen vorhanden zu sein; Stäbchen nämlich von etwa 1,8 μ Länge und etwa 1 μ Breite (die Messung gelang aber sehr wenig genau), die aber alle Arten von Anilinfarben nur äusserst schwach annahmen, bei gewöhnlicher Beleuchtung überhaupt gar nicht sichtbar, im diffusen Licht nur als ganz schwache Schatten kenntlich waren. Ich bin nicht darüber ins Klare gekommen, ob es sich um einfach schwächer gefärbte Organismen der zweiten Klasse, oder um eine besondere Art handelte; das Letztere ist mir wahrscheinlicher. —

Jedenfalls handelte es sich bei diesem Versuche um eine Mischinfection, wie deren ja mehrfach schon im Thierkörper erzeugt sind; und diese Mischinfection war vom ersten diphtherischen Schorfe auf das zweite Thier übertragbar.

Denn auch in der diphtherisch gemachten Harnblase des zweiten Thieres (Exp. XXV) waren dieselben verschiedenen Gattungen von Mikroorganismen nachweisbar — wenn auch in geringerer Menge, namentlich soweit es die diphtherischen Stellen betraf. Letzteres ist verständlich, da die Impfung erst vorgenommen wurde, nachdem die Schleimhauterkrankung schon bis zum Ende des zweiten Tages vorgerückt war. Auch in den Nieren beider Thiere wurden diese drei verschiedenen Formen von Mikroorganismen nachgewiesen.

Somit dürfte dargethan sein, dass die schweren Erkrankungen dieser Versuchsreihe wieder in sehr inniger Weise mit den in der gleichen Gestaltung innerhalb der Blutgefässe beider Thiere angetroffenen Mikroorganismen verknüpft sind, und das ihnen zu Grunde liegende Gift mit jenen pathogenen Bacterien als identisch betrachtet werden kann. — Also auch der schmierige Mundschleimhautbelag bei Scharlachdiphtherie enthält ein verimpfbares Gift, das, rapid im Thierkörper sich vermehrend, hier eine im ersten Falle in ca. 60, im zweiten Falle in 43 Stunden tödtliche Erkrankung hervorbringt, die weiter übertragbar ist. Und auch hier sammelt sich das Gift in besonders dichter Weise in dem lokal erkrankten Organe an.

So wäre also nunmehr wirklich per Synthesin die diphtherische Infectionskrankheit künstlich erzeugt? Eine Erkrankung nämlich, die im thierischen Körper gleichzeitig durch die „diphtherische“ Allgemeininfection wie durch das Auftreten eines lokalen coagulationsnekrotischen Processes und durch starke Anhäufung des Giftes an diesem Locus charakterisirt ist? So hätten wir mit jenen Mikroorganismen das diphtherische Gift in der Hand, oder wenigstens vor Augen? Und hätten nunmehr bloss das hinzuzufügen, dass die Aufnahme der gefundenen Bacterien in den menschlichen Organismen allein schon genügt, um die Infection plus lokaler Störung hervorzurufen, während die thierische Schleimhaut auf eine derartige Mikrokokkeneinwanderung, sobald wenigstens sie vom Blute aus erfolgt, nicht mit dieser eigenthümlichen Entzündung antwortet, sondern erst künstlich hierzu gezwungen werden muss?

Bevor auf diese Fragen weiter eingegangen wird, seien zunächst noch zwei Versuche berichtet, welche von dem „diphtherischen“ Thiere (Exp. XXV) ihren Ausgang nehmen. Ausser der schon erzählten Impfung der zwei Mäuse mit dem diphtherischen Schorf genannten Thieres (in welchem, wie schon berichtet, die Mikroorganismen in wesentlich spärlicherer Menge angetroffen wurden als bei Nr. XXIV), wurden noch folgende zwei Uebertragungen am 25. October 1882 vorgenommen.

1. (Exper. XXVII). Einem kräftigen braunrothen Kaninchen wurde mit sorgfältig gereinigten resp. geglühten Instrumenten ein Stückchen des Schorfes unter Verletzung der Muskelfascien am rechten Rücken subcutan beigebracht und die Wunde sorgfältig vernäht.
2. (Exper. XXVIII). Ein kleineres Kaninchen wurde an den Ohren mit zerkleinerten Schorfstückchen einfach geimpft.

Beide Thiere bekamen heftiges Fieber, und zwar beide genau gleich lang: 6 Tage, bis zum 31. October. Die täglich einmal nachmittags 3 Uhr vorgenommenen Messungen ergaben stets Werthe von über 40,0, die höchste Zahl war bei Nr. XXVII 41,0, bei Nr. XXVIII 41,4. Dabei frassen die Thiere etwas schlechter. Von Anfang November an wurde die Temperatur bei beiden wieder normal (39,—39,5). Sie schienen sich wieder wohl zu befinden und Nr. XXVIII, das einfach geimpfte Thier blieb auch gesund. Es starb erst gegen Weihnachten (leider erfuhr ich den Tod erst, als ich das Thier schon längere Zeit, da nichts Abnormes an ihm war, ausser Augen gelassen hatte).

Nr. XXVII dagegen, das subcutan inficirte Thier, traf ich am 10. November mit einer eitrigen Panophthalmie des rechten Auges und einem eitrigen Ausfluss aus der Nase. Am Rücken war die vernäht gewesene Wunde aufgeplatzt und gestattete den Blick in eine ziemlich weite Höhle mit eitrig belegten Wunden. Allmählich schrumpfte das Auge ein, der Nasencatarrh hatte seinen Fortgang. Oefters traf ich das Thier mitten im Fressen an.

Am 25. November nachmittags fand ich das Thier (nachdem es früh noch gefressen hatte) todt im Käfig.

Section 26. November mittags. An Stelle der Wunde findet sich eine nicht sehr grosse Eiterhöhle. Rechtes Auge geschrumpft. Schleimhaut der Hinterfläche des weichen Gaumens, sowie der Seitenwand des Pharynx im Zustande eitrigen Catarrhs mit Eiterbelägen, Larynx und Trachea frei. Eitrige Bronchitis. In beiden Lungen zerstreut eine grössere Zahl von Lungenabscessen. Pleurahöhlen frei. Herz normal. Keine Peritonitis. Milz, Leber, Nieren äusserlich ohne Abnormität.

Dieser letzte Versuch ist merkwürdig. Das Thier bekam wie

das Andre einfach geimpfte anfangs Fieber; dieses wurde als Ausdruck einer analogen Infectionskrankheit angesehen und durfte so angesehen werden, wie diejenige war, der das Thier Nr. XXV erlegen war, nur dass sie hier etwas leichter war und von beiden Thieren überstanden wurde. Nun entwickelte sich aber nach Verlauf von mehr als einer Woche an der subcutanen Infectionsstelle eine Eiterung, und von dieser nahm offenbar der pyämische Process seinen Ausgang, welcher dem Thiere das Leben kostete. Will man also nicht annehmen, dass das Thier eine zufällige Infection (deren Gift also etwa während der Operation schon mit in die Wunde gelangt sein müsste, denn das Wiederaufbrechen derselben war ja schon Folge der zweiten Infection) erlitten habe — wofür aber gar kein Grund vorliegt, denn unter vielen anderen an gleichem Ort und zu gleicher Zeit ebenso operirten Thieren war dies das einzige so erkrankende — so möchte man fast glauben, dass das Thier am 25. October in Gestalt des „diphtherischen“ Schorfes zwei Gifte habe incorporirt erhalten, deren eines das anfängliche Fieber, deren anderes die viel später eintretende Pyämie verursacht habe.

Nun erinnere man sich, dass gerade bei jener Infectionskrankheit der Thiere XXIV und XXV zwei oder vielleicht drei verschiedene Bacterienarten in den Blutgefässen der kranken Blase gefunden waren! Diese differenten Gifte würden sodann ihren Ursprung schliesslich aus dem Munde jenes Scharlachkindes herzuleiten haben, aus dem ja der Mutterinfectionsstoff stammte. — Welches ist aber dann das diphtherische Gift? Haben wir es in jenem von dem ersten sechstägigen Fieber gefolgten Infectionsstoffe zu suchen? Denn mit „pyämischem“ Gift kann es doch nicht identisch sein?

Mit diesen Zweifeln sind wir bei einer Frage angelangt, deren Discussion schon von vielen Forschern angeregt worden ist und deren Lösung eigentlich in endgültiger Weise über die gesammten bisherigen Infectionsversuche[1] entscheidet.

[1] Mit alleiniger Ausnahme der Versuche von KLEBS (Archiv für experimentelle Pathologie, Bd. IV, S. 238) und ROSENBACH (VIRCHOW's Archiv, Bd. LXX,

Ist das Infectionsgift, das in den schmierigen Belegen diphtheriekranker Menschen zweifellos enthalten ist, wirklich diphtherischer Natur oder gehört es ganz einfach zu den septischen Giften, deren es, wie uns die völlig überzeugenden Untersuchungen KOCH's gelehrt haben, nicht nur eines, sondern eine ganze Reihe giebt?

Diese Frage würde eigentlich in dem für die diphtherische Specificität ungünstigen Sinne mit äusserst grosser Wahrscheinlichkeit schon beantwortet sein, wenn sich nachweisen liesse, dass sich ganz ähnliche Infectionen mit dem Mundhöhlenschleim nicht diphtherischer Kranker oder gar gesunder Menschen hervorrufen lassen, wie mit dem Mund- oder Rachenschleim Diphtherischer.

Dieser Nachweis aber ist bereits durch Experimente geführt. Nachdem RAYNAUD und LANNELONGUE[1] durch subcutane Injection des Speichels eines an Lyssa verstorbenen Kindes bei Kaninchen eine übertragbare Infectionskrankheit erzeugt hatten, machte PASTEUR[2] die Erfahrung, dass eine analoge Infectionskrankheit auch durch den Speichel von drei Kindern, die an catarrhalischer Pneumonie gestorben waren, bei derselben Thiergattung erzielt werden konnte. KOCH[3] ist der gegründeten Ueberzeugung, dass diese Infectionskrankheit mit seinem „malignen Oedem", einer auch durch ganz anderen Orten entstammte Bacterien erzeugbaren Affection, identisch sei. Bald nachher aber gelang es VULPIAN,[4] durch Injection des Speichels eines gesunden Menschen (die Versuche wurden nachdem noch mit Speicheln verschiedener anderer Gesunder wiederholt, und gaben positive, aber nicht ganz constante Resultate) bei Kaninchen eine Krankheit hervorzurufen, an der sie ziemlich rasch starben und bei welcher das Blut zahlreiche Mikroben (von

---

1877, 2. Heft), welche beiden Forscher den Infectionsstoff nicht aus der Mundhöhle nahmen. Doch waren ihre Resultate nicht genügend klar, und ihre Voraussetzungen nicht unanfechtbar.

[1] Bulletin de l'Académie d. m. Séance du 1. et. du 8. Févr. 1881.

[2] Ibid. PARROT's Mittheilung. Séance du 22. Mars 1881.

[3] GAFFKY, Mittheilungen des kaiserl. Gesundheitsamts. Bd. I. S. 93 flg.

[4] Bulletin etc. Séance du 29. Mars 1881.

denen „mehrere“ den PASTEUR'schen glichen) enthielt; ein Tropfen solchen Blutes, mit Wasser verdünnt, genügte, um die Krankheit auf ein weiteres Thier zu übertragen. Es handelte sich also um eine Krankheit, die wir mit vollem Rechte als echte Septicämie bezeichnen dürfen.

Ich finde ferner in einer Mittheilung von DR. ADOLPH KÜHN[1] in Moringen die Bemerkung: frischer Speichel gesunder Menschen kann, z. B. bei Kaninchen subcutan injicirt, ausgedehnte stinkende Eiterherde und septische Fieber bewirken.

Um nun angesichts dieser auffallenden Thatsachen selbst ein Urtheil zu erlangen, nahm ich noch folgende Experimente vor.

(Exper. XXXIII—XXXVI.) Am 27. December 1881 nachmittags 3 Uhr wurde von einer trüben. schleimigen Flüssigkeit, die von der hinteren Partie der Zunge eines vollkommen gesunden Menschen abgekratzt worden war, kleine Mengen mit geglühten Instrumenten vier verschiedenen Kaninchen am Rücken unter Verletzung der Muskelfascie subcutan applicirt; die Hautwunden wurden sofort wieder fest vernäht.

Sämmtliche Kaninchen starben zwischen dem fünften bis neunten Tage nach der Infection, und zwar unter folgenden Erscheinungen.

Kaninchen Nr. XXXV. Temperatur am Impftage 39,0. 29. Dec. 40,0. 30. Dec. 40,7. 31. Dec. 40,8. Am Morgen dieses Tages wurde an dem Thier ein reichlicher eiteriger Ausfluss aus der Nase bemerkt. — Isolirung. — In der Nacht vom 31. Dec. zum 1. Jan. 82 starb das Thier.

Section 1. I. Mittags 1 Uhr. Die ganze rechtseitige Rückenhaut ist von der Muskulatur durch einen mächtigen, stinkende käsigeitrige Massen enthaltenden Abscess abgehoben. Muskulatur an der Impfstelle schmutzig roth, missfarbig. Milz deutlich vergrössert, braunroth, derber, Kapsel mässig gespannt. Nieren in der Rindensubstanz hyperämischer. An der Leber nichts abnormes. Blase normal. Lungen und Pleuren normal.

Kaninchen Nr. XXXVII. Temperatur am Impftag 38,9. 29. Dec. 39,5. 30. Dec. 39,6. 31. Dec. 39,3. 1. Jan. 82 39,6. In der Nacht vom 1.—2. Januar erfolgte der Tod.

Befund der gleiche, wie bei Nr. XXXV, nur ist hier der Abscess noch ausgebreiteter und reicht von der Crista ilei bis zur Clavikel herauf. Milz nicht geschwollen.

Kaninchen Nr. XXXIII. Temperatur am Impftag 39,3. 29. Dec. 40,0. 30. Dec. 40,1. An diesem Tage bemerkt man einen eitrigen Ausfluss aus der Nase. Isolirung. 31. Dec. 40,0. 1. Jan. 38,8. Im Laufe der Nacht starb das Thier.

[1] Berliner klin. Wochenschrift 19. September 1881, Nr. 38, S. 547.

Section 2. Jan. mittags. Enormer Abscess am Rücken, bis unter die Scapula. Milz etwas vergrössert und verdickt. Trachea, Lungen und Pleuren normal. Allgemeine eitrig fibrinöse Pericarditis. Därme alle sehr aufgetrieben, ihre Schleimhaut stark injicirt.

Kaninchen Nr. XXXIV. Temperatur am Impftag 39,4. 29. Dec. 40,0. 30. Dec. 41,2. 31. Dec. 40,7. 1. Jan. 40,0. 2. Jan. 39,5. 3. Jan. 38,8. Am 5. Januar wird auch dieses Thier todt gefunden. Colossal ausgedehnte Eiterhöhle längs des ganzen rechten Rückens. Im linken oberen und rechten unteren Lungenlappen einige verdichtete hämorrhagische Stellen. In beiden Vorhöfen und im rechten Ventrikel grosse Gerinsel. Milz kaum geschwollen.

So ergab sich also — in Uebereinstimmung mit den Angaben von KÜHN — das überraschende Resultat, dass die Einführung recht kleiner Mengen von Mundflüssigkeit gesunder Menschen unter die Haut von Kaninchen im Stande war, binnen kurzer Zeit schwere Eiterungsprocesse in der Umgebung der Impfstelle anzuregen, ja sogar pyämische Metastasen im Thierkörper zu veranlassen! Dass auch bei Vermittlung dieser Infectionen Bacterien eine wichtige Rolle spielten, ging aus der Untersuchung des Abscessinhaltes hervor, der überwiegend aus Detritus und aus verschieden gestaltigen Mikroorganismen, Kugelbacterien, zerstreut und in Gruppen liegend, kurzen und breiten, schmalen und dünnen Stäbchen etc. bestand, während eigentliche Eiterkörperchen nur sehr spärlich anzutreffen waren. Es handelte sich danach richtiger um eine fortschreitende Nekrose des Unterhautzellgewebes, als um eine echte Abscedirung. Auch im Blute dieser Thiere fanden sich Gruppen von Lymphzellen, in deren Umgebung feinste, in Methylenblau sehr deutlich gefärbte Körnchen lagerten. Doch war der Entscheid darüber, ob es sich nicht um EHRLICH'sche „Körner" zerdrückter Mastzellen handelte, nicht sicher zu liefern.

Es lag für meinen Zweck zunächst fern, diesen interessanten Aufschlüssen weiter nachzugehen, und es genügte, durch diese Versuche einen neuen Beitrag zu den Erfahrungen obengenannter Forscher über die Gefährlichkeit normalen Mundspeichels für die Kaninchen, über den Gehalt desselben an Bacterien, die im Organismus dieser Thiere zu pathogenen werden können geliefert zu haben.

Was beweisen nun alle diese neuen Thatsachen? Was beweist es, dass bei Speichelimpfungen bald malignes Oedem, bald Septicämie, bald progressive Nekrose, bald pyämische Metastasen beim Kaninchen entstehen?

Diese Frage kann, wenn man nicht in die abgethane Meinung zurückverfallen will, dass Alles aus Allem entstehen könne, gar nicht anders beantwortet werden, als so, dass in der gesunden menschlichen Mundhöhle mehrere Bacterienarten — und zwar bei verschiedenen Individuen und selbst bei demselben Individuum zu verschiedenen Zeiten wahrscheinlich in Gestalt und Wirkungsweise sehr differente Arten — vorkommen, welche, gewissen Thieren in den Säftestrom eingebracht, für letztere verderblich werden können — ohne aber für den menschlichen Organismus irgend eine pathogene Bedeutung zu besitzen; zum Mindesten so lange nicht, als sie eben nur in der Mundhöhle des Menschen und in den oberflächlichen Epithellagen derselben sich befinden.

Sind aber schon in der gesunden Mundhöhle mehrere Sorten der eben charakterisirten Bacterien enthalten, so wird es durchaus nicht auffällig erscheinen, wenn in der erkrankten Mundhöhle zu den gewöhnlich dort vorhandenen noch neue Arten hinzutreten resp. die früheren Arten verdrängen, denn es werden durch die Krankheit eben andere Lebensbedindungen für niedere Organismen geschaffen. Speciell gilt das für die crupöse, resp. diphtherische Erkrankung der Mundschleimhaut. Hier entstehen an Stelle der ursprünglichen Epithellagen, dessen oberste Zonen ein jedenfalls nicht sehr eiweissreiches Substrat darbieten, ausgebreitete Fibrinschichten, eiweissreiche geronnene Massen, die in der feuchtwarmen sauerstoffhaltigen Atmosphäre der Mundhöhle einen wesentlich anders beschaffenen Boden für die Entwickelung von Mikroorganismen liefern. Dass auf solchem Boden andere Arten derselben entstehen können, als in der normalen Mundhöhle, hat gewiss nichts Wunderbares. Und dass solche neue Arten, wenn sie auf empfängliche Thiere verimpft werden, hier andere Formen von Infectionskrankheiten erzeugen müssen, als bei Impfung mit gesundem Mundschleim, ja dass unter Umständen noch Mischungen mehrerer

Infectionskrankheiten (wie ich sie bei Impfung mit Scharlachdiphtherieschleim erhielt) sich sehr leicht müssen ereignen können, ist nicht minder begreiflich. So wäre denn jetzt jene bacilläre Infection, wie ich sie bei Impfung mit schleimigen Massen der primären Diphtherie erhielt, ebenso wie jene Kettenkokken-Infection, die aus dem Munde eines Scharlachdiphtherischen stammte, nicht sowohl mit der menschlichen Infectionskrankheit der Diphtherie oder des Scharlachs in irgend eine Beziehung zu bringen, als vielmehr auf gänzlich zufällige Mikroorganismen, die auf der krankhaft veränderten Schleimhaut günstige Bedingungen zu ihrer Entwickelung fanden, zurückzuführen. Und damit wäre denn über alle bisherigen Versuche, welche sich mit der Ueberimpfung von Mundhöhleninhalt diphtheriekranker Menschen beschäftigt haben, der Stab zu brechen. Keinem derselben darf nach dem Erörterten eine Beweiskraft mehr dafür eingeräumt werden, dass die in der genannten Weise auf das Thier überimpfte Krankheit — mag die Impfung in die Trachea oder ins Unterhautzellgewebe gemacht sein, mag die Thierkrankheit mit oder ohne fibrinöse Exsudation verlaufen sein — auch nur im Geringsten mit den menschlichen Infectionskrankheiten, die wir Diphtherie, resp. Scharlach nennen, etwas gemein habe. —

Man wird nicht leugnen können, dass diese Deductionen berechtigt sind. Aber sie sind noch immer nicht gänzlich einwurfsfrei, insofern als sie sich nur auf den Beweis der Wahrscheinlichkeit resp. der Unwahrscheinlichkeit stützen. Man kann zugeben, wird ein Gegner der ausgesprochenen Meinungen sagen, dass wirklich in der gesunden, wie in der kranken Mundhöhle eine Anzahl von Bacterien vorkommen, welche nichts mit dem Diphtheriegift zu thun haben, vielmehr also, im Allgemeinen ausgedrückt, septischer Natur sind. Ist dadurch aber widerlegt, dass neben diesen septischen Bacterien bei der menschlichen Diphtherie noch ausserdem in der Mundhöhle der wirkliche echte diphtherische Mikroorganismus vorhanden ist? Und ist es nicht wenigstens sehr wahrscheinlich, dass gerade jener kurze Bacillus, der von der Oberfläche der diphtherischen Membran in so reiner Form auf das Thier übertragbar ist, dessen Gestalt ihn deutlich von anderen Bacterienarten, Kokken etc. unterscheidet, dass dieser eben nicht ein septischer, sondern der Repräsentant des diptherischen Giftes ist? Dem ersten dieser beiden Einwände gegenüber muss zugestanden werden, dass allerdings die Möglichkeit, es finde sich ein das Diphtheriegift repräsentirender Mikroorganismus neben den bisher in der Mundhöhle Diphtherischer nachgewiesenen Gattungen von Bacterien auf oder in den erkrankten Theilen, dass diese Möglichkeit auch nach meinen Versuchen nicht ausgeschlossen werden kann. Nur muss sogleich beigefügt werden, dass dieser hypothetische Mikroorganismus jedenfalls auch heute an diesen Stellen noch nicht nachgewiesen ist und mittelst derjenigen Methoden, über welche wir zur Zeit verfügen, auch nicht nachweisbar ist.

Denn der zweite Einwurf, ob nicht diejenigen Bacterien, oder speciell derjenige Bacillus, den wir wirklich mittelst jeder guten Färbung auf den erkrankten Oberflächen nachzuweisen im Stande sind, der Repräsentant des Giftes sei, dieser Einwurf lässt sich auf Grund meiner Versuche und der folgenden Ueberlegung positiv zurückweisen.

Die giftige Wirkung, welche dieser Bacillus (resp. auch andersartige Bacterien, z. B. des Scharlachdiphtherieschleims) auf das Thier, welchem er eingeimpft ist, hervorbringt, beruht auf seiner massenhaften Vermehrung im Blute desselben. Das ist einfach dadurch nachzuweisen, dass er in jedem solchen Todesfalle in den verschiedensten Gefässbezirken, weit entfernt von der Impfstelle und zwar ganz besonders reichlich in der lokal krank gemachten Schleimhaut sich angehäuft findet. An diesen Stellen aber ist der Nachweis dieser Mikroorganismen mittelst unserer gebräuchlichen Färbemethoden in jedem Falle leicht und sicher zu führen.

Wäre nun dieses Gift identisch mit dem Gifte der menschlichen Diphtherie, so liesse sich die diphtherische Allgemeininfection beim Menschen (nach allen Analogien ähnlicher bacterieller Erkrankungen, die ebenso Thier wie Mensch betreffen können, z. B.

Milzbrand, Septicämie) nicht anders vorstellen, als dadurch entstanden, dass der Bacillus auch im menschlichen Blute, gleichgültig, auf welchem Wege er dahin gelangt, eine massenhafte Entwickelung erfährt, und so dem Leben ein Ziel setzt. Auch hier müsste speciell in den Blutgefässen der lokal erkrankten Schleimhaut die Anhäufung der Bacillen eine besonders reichliche und intensive sein.

Es müssten also in denjenigen Fällen von Diphtherie des Menschen, wo der Tod nicht durch die Lokalerkrankung (Erstickung), sondern durch die Allgemeininfection (Collaps, Kräfteverfall, Herzparalyse, Nephritis) bedingt ist, die Blutgefässe der erkrankten Schleimhaut, die Nieren-, die Lebercapillaren etc. von den Bacillen erfüllt sein.

An all diesen Stellen der menschlichen Organe müsste sich aber der Nachweis dieser Bacillen mittelst derselben Methode, durch welche es beim thierischen Organ mit Leichtigkeit gelingt, ihn darzustellen, auch durchaus sicher und regelmässig führen lassen. — Und zwar ebenso unfehlbar in jedem Falle, wie dies in jedem Falle von Thierinfection gelingt, so dass hier nicht etwa ein vereinzelter positiver Fall, sondern der negative Fall entscheidet.

Nun und diese Probe auf das Exempel gelingt nicht. Ganze Serien von Schnitten der Uvula z. B., der Tonsillen, der Nieren etc. von solchen Kranken, die an der diphtherischen Allgemeininfection zu Grunde gingen, kann man mittelst Gentianaviolett, Fuchsin, Bismarckbraun (auch mit alkalischen Anilinfarben) auf das sorgfältigste behandeln, und doch gelingt es nie, auch nur ein einziges jener Bacterien, die man auf der kranken Oberfläche der Schleimhaut mit so leichter Mühe zur Anschauung bringt, in den Gefässen der kranken Partien oder der Nieren etc. wahrnehmbar zu machen.

Folglich hat das diphtherische Gift mit den „Pilzrasen“ (um dieses viel missbrauchte und immer wieder abgeschriebene Schlagwort, welches noch dazu selten genug den Sachverhalt richtig bezeichnet, einmal zu citiren), die sich auf der Mundhöhlenfläche der erkrankten Schleimhaut befinden, nichts zu thun.

Folglich ist das diphtherische Gift heute noch so unbekannt, wie zahlreiche andere menschliche Krankheitsgifte, das des Scharlachs, der Masern, der Pocken u. s. w. und die Erkrankungen, welche ich bei meinen Impfversuchen am Thier hervorbrachte, waren allerdings insofern künstliche Diphtherien, als sie zum ersten Male sichere Combinationen einer lokalen diphtherischen Schleimhauterkrankung mit einer Infectionskrankheit repräsentirten: aber nur leider waren die Infectionsgifte nicht identisch mit dem Gifte der menschlichen Diphtherie, sondern waren gänzlich heterogener Natur.

Ich scheue mich nicht, dieses negative Resultat, zu dem die zweite Serie meiner Versuche und die daran geknüpften Ueberlegungen geführt haben, auszusprechen, denn es ist kein Rückschritt in dem Forschen nach Wahrheit, wenn ein Irrthum als solcher erkannt und bekannt wird. — Es wird damit durchaus die Hoffnung nicht aufgegeben, auch das Diphtheriegift noch nachgewiesen zu sehen, nur werden aller Wahrscheinlichkeit nach gänzlich neue Methoden nöthig sein, um ihm mit Erfolg nachzuspüren. Falls die diphtherische Allgemeininfection, wie wahrscheinlich, durch im Blute sich vermehrende Mikroorganismen vermittelt wird, dann würde die Aufmerksamkeit ganz besonders auf die kranken Gefässe der lokal afficirten Schleimhäute und auf deren Inhalt zu richten sein. Dort müsste sich nach der Analogie meiner Versuche eine Anhäufung des Giftes einstellen.

Für denjenigen, welcher überzeugt ist, dass das Diphtheriegift auch jetzt noch unentdeckt ist, wird nun aber auch eine weitere Frage, die von vielen Aerzten bereits als endgültig gelöst angesehen wird, wieder durchaus zu einer offenen; die Frage nämlich, ob das Gift zunächst auf der Schleimhaut haftet und von da ins Blut übergeht, oder ob die Schleimhauterkrankung erst eine secundäre Lokalisation ist, die auf die primäre Infection des Blutes folgt. Aus meinen Versuchen über die Bedingungen der lokalen diphtherischen Schleimhauterkrankung geht so viel hervor, dass die schwere Gewebsschädigung, welche derselben zu Grunde liegt, wohl eben so gut durch eine Noxe hervorgerufen werden kann, die im Blute circulirt,[1] wie von einer solchen, die von der Oberfläche einer Schleimhaut aus nach innen dringt. — Weiteres zur Entscheidung dieser wichtigen Frage lässt sich aus meiner experimentellen Studie nicht beibringen und kann daher an dieser Stelle auf dieselbe nicht tiefer eingegangen werden.

---

[1] Als Analogieen für eine solche Vorstellung lassen sich z. B. die nach Sublimat- und Arseneinspritzungen ins Blut entstehenden Diphtherieen einzelner Schleimhautstellen anführen.

Erläuterungen zur Tafel.

Fig. 1. Hämorrhagisches Oedem und diphtherische Schorfbildung der Harnblasenschleimhaut des Kaninchens.

Die Abbildung stellt eine Partie eines feinen Schnittes aus dem Blasenfundus dar, welcher 2 × 24 Stunden vor der Tödtung des Thieres der im Text beschriebenen Massenligatur unterworfen worden war. Man sieht die Abhänge zweier benachbarter Schleimhauthügel (vergl. S. 10 des Textes) mit dem dazwischen liegenden Thal.

Färbung mit Eosin und Gentianaviolet. Vergrösserung: Zeiss CC, Ocular I.

Der rechte der genannten Hügel ist im Zustande des hämorrhagischen Oedems. Nur ein Theil der hochgradig geschwollenen Submucosa ist sichtbar, in diesem mehrere hyperämische Gefässe. Das Epithel ist ödematös aufgequollen, und, ebenso wie die Mucosa, von zahlreichen extravasirten Blutkörperchen durchsetzt.

Der linke Hügel ist bereits in diphtherischen Schorf verwandelt. Epithel, Mucosa, Submucosa, Zellen, Gefässe u. s. f. sind in eine starre homogene durch Eosin stark roth gefärbte Masse aufgegangen, innerhalb welcher nur reichlicher Kerndetritus (die blaue Punktirung) noch kenntlich ist.

Fig. 2. Beginnende Coagulationsnekrose des Epithels.

Aus der Blasenschleimhaut eines 1 × 24 Stunden nach der Massenligatur der Blase getödteten Kaninchens. Kochpräparat. Färbung mit Eosin und Gentianaviolet. Vergrösserung: Zeiss F, Oc. I $^1/_{410}$ (nicht $^1/_{490}$, wie auf der Tafel steht).

Nur die vom Exsudat durchgossene Epithelpartie ist scharf eingestellt. Man sieht wie die einzelnen Zellen, deren Kerne nicht mehr in der normalen Weise von der blauen Farbe tingirbar sind, durch das geronnene durch Eosin stark roth tingirte Exsudat auseinandergedrängt.

Fig. 3. Crup der Blasenschleimhaut.

Aus der Blasenschleimhaut eines 6 × 24 Stunden nach der Blasenligatur getödteten Thieres.

Färbung mit Gentianaviolet. Vergrösserung: Zeiss CC, Ocular I.

Man sieht ein Fragment einer dicken auf der unterliegenden Schleimhaut noch fest haftenden Crupmembran. Die Schleimhautgrenze ist durch die blaue Färbung bezeichnet, deren Entstehung durch eine dichte Infiltration der obersten Schleimhautgrenze mit Kerndetritus (nicht mit normalen Lymphzellenkernen) bedingt ist.

In der Crupmembran zahlreiche Kerne von Wanderzellen.

Das Epithel fehlt durchweg vollständig.

Fig. 4. Diphtherischer Schleimhautschorf, innerhalb dessen noch durchgängige Blutgefässe sich befinden.

Aus einer Kaninchenblase, welche 3 × 24 Stunden vor dem Tode der zweistündigen Unterbrechung der Blutcirculation ausgesetzt worden war. Nach

2 × 24 Stunden war das Thier (an den Ohren) mit Milzbrandgift geimpft worden, und nach Verlauf eines Tages an dieser Infection gestorben. Die diphtherische Schleimhautschwellung war sehr hochgradig und stark hämorrhagisch. Die Section des Thieres wurde sofort nach eingetretenem Tode gemacht, die Blase kam sofort in absoluten Alcohol.

Färbung mit Eosin und Gentianaviolet. Vergr.: Zeiss CC, Ocular IV.

Die Grundfärbung des abgebildeten Präparates ist stärker (durch Eosin) roth, als es die Abbildung zeigt. Man sieht vom ursprünglichen Schleimhautgewebe nichts mehr (man denke sich, dass diese Stelle zwei Tage früher etwa so ausgesehen haben würde, wie es Fig. 1, rechte Hälfte, zeigt).

Die Zone von der violeten Linie an der Oberfläche bis zu der nächsten braunrothen Linie ist aus dem früher dort befindlichen Epithel hervorgegangen.

Alles Uebrige besteht aus der dem Gerinnungstode verfallenen Mucosa und Submucosa. Die bräunlichroth gefärbten Partien sind die aus Hämorrhagien hervorgegangenen Antheile des Schorfes. In dem leicht körnig aussehenden homogenen Gewebe vertheilt finden sich vereinzelte Kerne von Wanderzellen.

Mitten in diesem Schorfe aber sieht man noch mehrere offene Kanäle, die mit Milzbrandbacillen gefüllt sind. Der grösste Theil der Canalwände ist roth gefärbt, kernlos, also auch bereits abgestorben. Nur an dem grösseren Gefäss rechts sind noch in der einen Hälfte die querliegenden Kerne sichtbar — eine Anordnung, die dieses Gefäss als kleine Arterie kennzeichnet. —

In all diesen absterbenden Blutgefässen muss wenige Stunden vor dem Tode noch Circulation bestanden haben, wie aus der Anwesenheit von Milzbrandbacillen innerhalb derselben hervorgeht.

Fig. 5. Anhäufung von Mikroorganismen (aus dem Munde eines Diphtherischen stammend) in den Capillaren der krank gemachten Harnblase.

Schnitt aus der Harnblase eines Kaninchens, das gleichzeitig mit schmierigem Tonsillenbelag eines Diptheriekranken geimpft und der zweistündigen Blasenligatur unterworfen worden und 3 × 24 Stunden später an der Infection gestorben war. Es ist eine Stelle der Schleimhautgrenze mit noch auflagerndem Epithel, die sich im Zustande des hämorrhagischen Oedems befindet, gewählt. Beleuchtung mit ABBE'schem Condensor, ohne Diaphragma.

Färbung mit Fuchsin. Vergr.: Zeiss J, Ocular II.

Es ist genau nur das in einer Ebene liegende Bild gezeichnet (mit Ausschaltung der Mikrometerschraube).

Man sieht zwei Capillaren, die bis dicht an das Epithel heranziehen, ziemlich dicht gefüllt mit kleinen Bacillen.

Fig. 5b zeigt die Gestalt dieser Stäbchen bei stärkerer Vergrösserung (Zeiss J, Ocular IV).

Fig. 6. Anhäufung von Mikroorganismen (aus dem Munde eines Scharlachdiphtherischen) in den Capillaren innerhalb eines diphtherischen Harnblasenschorfs. —

Schnitt aus dem diphtherischen Schorf einer Kaninchenblase, welche mit dem schmierigen Tonsillenbelag eines Scharlachdiphtherischen geimpft und der Blasenligatnr unterworfen war und $3^1/_2$ Tage später an der Infection starb.

Gleiche Beleuchtung und Einstellung wie bei vorigem Präparat.

Färbung mit Fuchsin (im Präparat mehr violet, als blau).

Vergr.: Zeiss J, Ocular II.

Man sieht im Schorfe noch durchgängige und dicht mit Mikroorganismen von stäbchenartiger Gestalt gefüllte Capillaren.

Fig. 6b zeigt, dass diese scheinbaren Stäbchen aus Diplokokken oder Kokkenketten bestehen.

Vergr.: Zeiss J, Ocular IV.

Fig. 1.

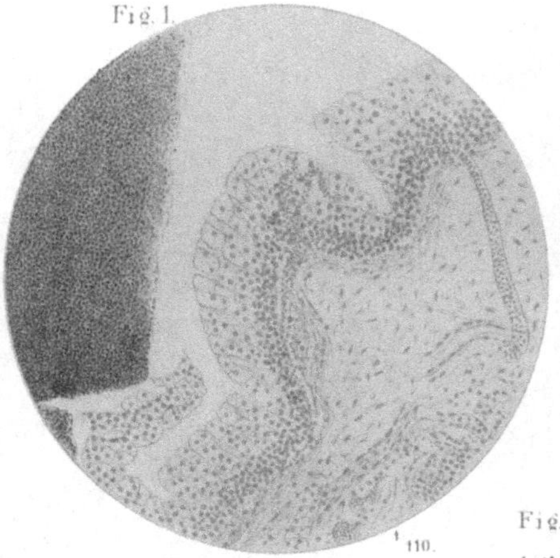

1/110.

Fig. 2.

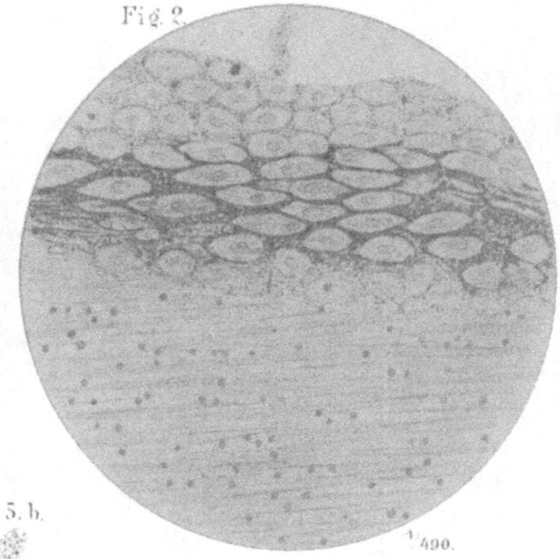

1/490.

Fig. 5. b.

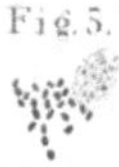

1/1090.

Fig. 3.

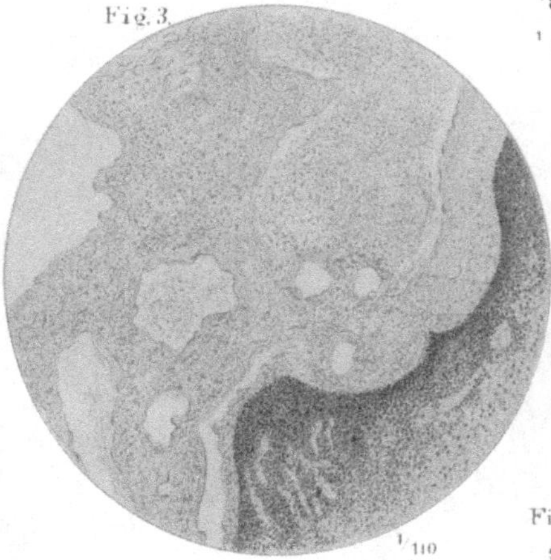

1/110

Fig. 4.

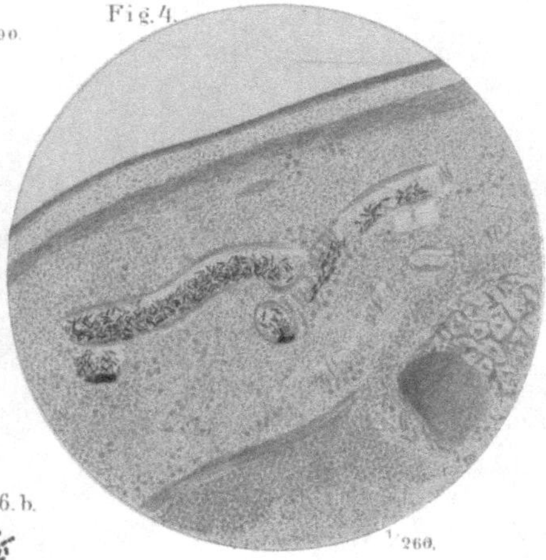

1/260.

Fig. 6. b.

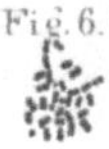

1/1090.

Fig. 5.

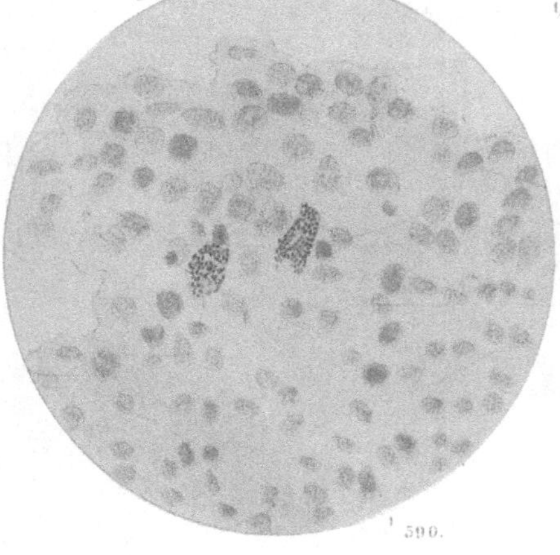

1/590.

Fig. 6.

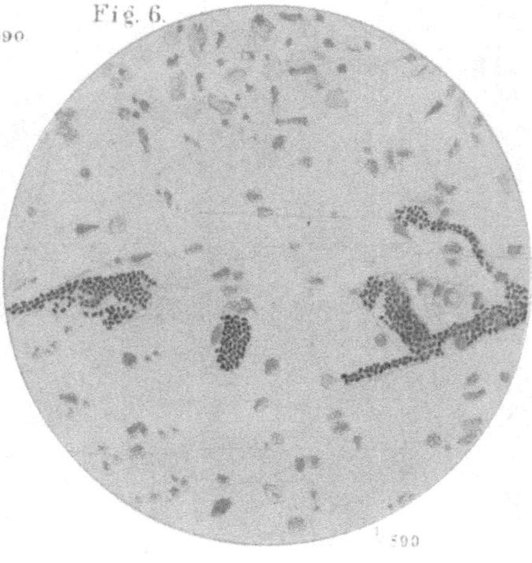

1/590

E.A. Funke, gez.

Verlag **Veit & Comp**, Leipzig.

Lith. Anst. v. E.A. Funke, Leipzig.

Druck von Metzger & Wittig in Leipzig.